Stéphane Fargeon MBOUNA MASSIN
Bernadette NGO NONGA
Georges BWELLE

Traumatismo torácico em África

Stéphane Fargeon MBOUNA MASSIN
Bernadette NGO NONGA
Georges BWELLE

Traumatismo torácico em África

Panorama dos traumatismos torácicos nos Camarões de 2016 a 2020

ScienciaScripts

Imprint

Cover image: www.ingimage.com

This book is a translation from the original published under ISBN 978-620-6-70321-1.

Publisher:
Sciencia Scripts
is a trademark of
Dodo Books Indian Ocean Ltd. and OmniScriptum S.R.L publishing group

120 High Road, East Finchley, London, N2 9ED, United Kingdom
Str. Armeneasca 28/1, office 1, Chisinau MD-2012, Republic of Moldova, Europe
Printed at: see last page
ISBN: 978-620-8-30316-7

Conteúdo

DEDICAÇÃO

Para a minha falecida avó,

KEMEGNI Elise

AGRADECIMENTOS

Gostaria de expressar os meus sinceros agradecimentos:

> Ao Senhor **Jesus Cristo**, sem o qual eu já não seria deste mundo hoje.

> Ao **promotor** e ao **diretor** do Institut Supërieur de Technologie Mëdicale

> Ao **Prof. NGO NONGA Bernadette**, meu тëre, meu mestre de toda a vida, o melhor cirurgião que conheço e meu diretor de tese. Tem sido o meu mentor desde o início das minhas experiências clínicas. Muito obrigado. Que Deus vos abençoe.

> Ao **Dr. BWELLE Motto Georges**, meu codiretor, que acompanhou este trabalho do princípio ao fim e é o melhor professor de anatomia que conheço. Muito obrigado. Que Deus vos abençoe.

> Ao **Dr. BITANG A MAFOK Louis**, o meu segundo co-diretor, pela sua orientação e direção. Muito obrigado. Que Deus vos abençoe.

> A todo o pessoal administrativo e docente do Institut Supërieur de Technologie Mëdicale

> À minha avó, a falecida mãe **KEMEGNI Elise**, que pagou as minhas propinas do primeiro ano quando os meus pais não tinham um cêntimo. Assim, pude garantir o meu lugar no ISTM.

> A **ONGBENOK Florence** e a **MBOUNA Frederic**, os meus pais, que tanto trabalharam primeiro para me educar e depois para me permitir ir à escola aprender este belo ofício. Estou-vos muito grato.

> A **NOUMEYI MAFO Sanita**, o amor da minha vida e a mulher dos meus sonhos, que me apoiou imenso durante este ano de preparação para o meu tlK'se. Minha princesa, amo-te. Tu és a melhor.

> À **MBOUNA Ghislaine Diane**, minha grande irmã, por todo o seu apoio. Que Deus vos abençoe abundantemente com todo o tipo de graças.

> Para **o Dr. BALKISSOU Dodo**, o meu professor de sociologia clínica. Acreditou nas minhas capacidades, apesar de eu duvidar que alguma vez fosse capaz de fazer uma boa observação médica. Muito obrigado. Que Deus te abençoe.

> A todos os meus supervisores de estágio no CHUY, HCY e HGY que me regu e йзтë durante os estágios acadëmicos.

> À **Dra. EDINGA Elodie**, por todo o seu encorajamento. Que Deus vos abençoe.

> Ao **Dr. BANGA**, pelos seus conselhos na redação do meu formulário de investigação. Que Deus o abençoe.

> Ao pessoal e aos diretores do hospital Ad-Luchem Banka-Bafang e do hospital distrital de Sangmëlima, onde fiz o meu curso de medicina integrada.

> A **Joyce Meyer**, a minha professora de Bíblia e a pessoa que me ajudou a ultrapassar as feridas do meu passado.

> Ao Groupe Biblique des Eteves et Etudiants du Cameroun (GBEEC) por todos os vossos ensinamentos sobre as questões relacionadas com a comunhão.

> A toda a equipa de evangelização (EVA32) na qual dei os meus primeiros passos na fé cristã.

> A vós, **Superalunos**, 8ª turma do Instituto Superior de Tecnologia Médica, obrigado por partilharem os vossos pensamentos e experiências.

> Muito obrigado e bênçãos a todos aqueles que contribuíram para este trabalho, direta ou indiretamente.

JURAMENTO DE HIPOCRISIA

Adoptë par la 2eme assemble дёпёrale de l'Association Mëdicale Mondiale, Geneve (Suisse), septembre 1948, et amendë par la 22eme assembke тёёёкяк mondiale, Sydney, Austrália, agosto de 1968, e a 35ª Assembleia Mundial de Veneza, Itália, outubro de 1983, e a 46ª Assembleia Mundial de Estocolmo, Suécia, setembro de 1994, Estocolmo, Suécia, setembro de 1994, e rëvisë pela 170.ª Sessão do Conselho, Divonne-les-Bains, França, maio de 2005, e pela 173.ª Sessão do Conselho, Divonne-les-Bains, França, maio de 2006 e amendë pela 68.ª Assembleia Geral da Association Medicale Mondiale em outubro de 2017.

Como membro da profissão médica

Comprometo-me solenemente a dedicar a minha vida ao serviço da humanidade;

considerarei a saúde e o bem-estar do meu paciente como a minha prioridade;

Respeitarei a autonomia e a dignidade do meu paciente;

Assegurarei o respeito absoluto pela vida humana;

Não permitirei que considerações de idade, doença ou deficiência,
credo, origem étnica, sexo, nacionalidade, filiação política,
raça, orientação sexual, estatuto social ou qualquer outro fator se interponham
entre o meu dever e o meu doente;

Respeitarei os segredos que me são confiados, mesmo após a morte do meu doente;

Exercerei a minha profissão com consciência e dignidade, de acordo com as boas práticas médicas;

Perpetuarei a honra e as nobres tradições da profissão de médico;

Mostrarei aos meus professores, colegas e alunos o respeito
e o reconhecimento que merecem;

Partilharei os meus conhecimentos médicos para benefício dos doentes e para o progresso dos cuidados de saúde

Cuidarei da minha própria saúde e bem-estar e continuarei a minha formação para poder prestar cuidados irrepreensíveis;

Não utilizarei os meus conhecimentos médicos para violar os direitos humanos e as liberdades civis, mesmo sob coação;

Faço estas promessas por minha honra, solene e livremente

RESUMO

Contexto: O traumatismo torácico é a segunda principal causa de morte por traumatismo no mundo. A sua incidência está a aumentar constantemente na África Subsariana. As lesões são frequentemente insidiosas e não são reconhecidas. No entanto, o tratamento imediato é essencial. O objetivo deste estudo foi, portanto, descrever a gestão do trauma torácico em dois hospitais de referência em Yaoundé.

er***Metodologia:*** Realizámos um estudo transversal com recolha de dados retrospectivos de 1 de janeiro de 2016 a 31 de dezembro de 2020 no Hospital Universitário de Yaounde e no Centro de Emergência de Yaounde. Os registos de 358 pacientes admitidos por trauma torácico que cumpriam os critérios de inclusão foram registados numa base de dados criada com o software CsPro 7.6.0. Em seguida, foram analisados com o software SPSS Statistics 23. Os resultados foram apresentados sob a forma de tabelas e figuras em MS Word e Excel 2019.

Resultados: A maioria das vítimas eram homens com idades compreendidas entre os 16 e os 44 anos, com um rácio de sexo de 5H/1F. A mediana de idade foi de 30 (1-96) anos. A frequência de traumatismo torácico foi de 16,5%. Um em cada três pacientes foi arrreë menos de uma hora após l'acidente. O traumatismo firme (89%) foi predominante. Os acidentes de viação (67,5%) e os esfaqueamentos (88%) foram as duas principais causas de traumatismos firmes e penetrantes, respetivamente. A contusão pulmonar (65,3%) foi a lesão mais frequente. O traumatismo cranioencefálico (56,6%) foi a principal lesão associada. As modalidades de tratamento foram o tratamento conservador isolado (69,9%), a drenagem pleural associada ao tratamento conservador (12,3%) e a toracotomia (7,3%). Um em cada três doentes desenvolveu complicações, sendo a principal a síndrome de dificuldade respiratória aguda. A taxa de mortalidade global foi de 13,6%.

Conclusão: Os meios de tratamento disponíveis no nosso meio permitem alcançar uma morbilidade e mortalidade semelhantes às encontradas no Ocidente. Um tratamento rápido permite otimizar os cuidados prestados ao doente.

Palavras-chave : Traumatismo torácico; Tratamento; Situação atual; Camarões

I-INTRODUÇÃO

A Organização Mundial de Saúde (OMS) define trauma como uma lesão corporal súbita resultante da exposição aguda a energia externa (mecânica, térmica, eléctrica, química ou radiante) a um nível que excede a tolerância fisiológica [1]. O traumatismo torácico refere-se a uma lesão física da parede torácica e/ou do seu reservatório causada por um agente externo [1]. O Departamento de Assuntos dos Veteranos dos Estados Unidos define politraumatismo como a presença de pelo menos uma lesão em pelo menos dois órgãos pertencentes a dois sistemas diferentes, um dos quais pode ser fatal a curto ou longo prazo, e que pode resultar em disfunção física, cognitiva ou psicossocial e incapacidade funcional [2]. As lesões torácicas são classificadas em lesões fechadas e penetrantes [3]. As lesões torácicas são particularmente difíceis de tratar e podem rapidamente formar círculos viciosos fatais [3]. Além disso, o traumatismo torácico surge muito frequentemente no contexto de politraumatismo [4].

O trauma torácico é um importante problema de saúde pública [5]. Segundo a OMS, são responsáveis pela morte de cerca de um milhão de pessoas por ano, constituindo a segunda principal causa de morte por trauma [5]. A sua incidência está a aumentar em média cinco por cento ao ano, com uma clara predominância em África [5]. Na Alemanha, são a principal causa de morte em situações de emergência traumática [6]. A África é responsável por noventa por cento das mortes por trauma a nível mundial [7]. Além disso, na África Subsariana, o custo anual do tratamento destas lesões é de noventa mil milhões de dólares americanos, ou seja, dois por cento do produto interno bruto [8]. Na África do Sul, um em cada três doentes vítimas de traumatismos admitidos nos serviços de urgência morre em consequência de uma lesão torácica [9]. Nos Camarões, esta taxa de mortalidade é estimada em dez por cento pela OMS [10]. Além disso, menos de vinte por cento do pessoal de saúde dos hospitais distritais da região Centro afirma estar qualificado para tratar doentes com traumatismo torácico [11].

Os acidentes de viação e os esfaqueamentos são as principais causas de ferimentos firmes e penetrantes, respetivamente, em todo o mundo [12]. No entanto, nos Estados Unidos e nas zonas de guerra, o traumatismo balístico é a principal causa de ferimentos penetrantes [13,14]. Nos Camarões, os acidentes de viação e os esfaqueamentos são incriminados na ocorrência da maioria das lesões torácicas, sendo que dois terços destas lesões são fechadas [15]. O diagnóstico das lesões torácicas requer um exame clínico cuidadoso e, muitas vezes, a realização de exames paraclínicos [16]. A radiografia padrão e, em menor escala, a ecografia torácica são geralmente os dois únicos exames de imagem disponíveis no nosso contexto [17]. O tratamento das vítimas de traumatismo torácico inicia-se no local do incidente com os primeiros socorros, devendo continuar durante o transporte para o serviço de urgência e depois, se necessário, para o bloco operatório ou unidade de cuidados intensivos [18]. As lesões são tratadas de forma conservadora ou cirúrgica [18]. As indicações para a drenagem torácica são objeto de grande controvérsia [18]. A escolha da modalidade de tratamento depende do estado hemodinâmico do doente, da natureza da lesão e do prognóstico a mais ou menos longo prazo [18]. Em todo o mundo, mais de três quartos dos doentes recebem tratamento conservador, por vezes combinado com drenagem torácica [18]. Nos Camarões, no Hospital Geral de Yaounde em 2003, mais de oito em cada dez pacientes receberam tratamento conservador combinado com drenagem torácica, e um em cada dez recebeu toracotomia [19].

Cerca de dez anos mais tarde, pareceu-nos oportuno realizar um estudo com o objetivo de fazer o balanço do tratamento dos traumatismos torácicos em dois hospitais de referência de Yaoundé, a fim de identificar os dados que poderiam ser utilizados na elaboração de um protocolo nacional de tratamento destas lesões.

II-QUESTÃO DE INVESTIGAÇÃO

Questão de investigação

[er]Quais são as modalidades de gestão do trauma torácico utilizadas no Centro Hospitalar e Universitário de Yaounde e no Centro de Emergęncia de Yaounde de 1 de janeiro de 2016 a 31 de dezembro de 2020?

Hipótese de investigação

[er]Os métodos utilizados para tratar os traumatismos torácicos entre 1 de janeiro de 2016 e 31 de dezembro de 2020 no Hospital Universitário de Yaoundé e no Centro de Urgência de Yaoundé são diferentes dos utilizados no passado.

III-OBJECTIVOS

1-Objetivo geral

Contribuir para otimizar a gestão das vítimas de traumatismos torácicos no nosso contexto.

2-Objectivos específicos

i-Definir o perfil sociodëmográfico, clínico e paraclínico destes doentes.

2-Determinar a frequência anual dos traumatismos torácicos nos serviços de urgência.

3-Descrever as diferentes formas de controlo das lesões e as indicações para a toracotomia.

4-Apresentar as complicações e o prognóstico vital dos doentes vítimas de traumatismo torácico.

IV-REVISÃO DA LITERATURA

A. Revisão dos conhecimentos

IV.1 Antecedentes anatómicos e fisiológicos

IV.1.1 Antecedentes anatómicos [22,23].

IV.1.1.1 Anatomia da parede torácica

O tórax é a cavidade do corpo rodeada pela caixa torácica óssea, que contém a cavidade oca e os pulmões, os grandes vasos da cavidade oca, o resófago, a traqueia, o ducto torácico e a inervação autonómica destas estruturas. O limite inferior da cavidade torácica é o diafragma, que separa as cavidades torácica e abdominal. Superiormente, o tórax comunica com a raiz do pescoço e com o membro superior. O tórax é coberto por uma pele e uma fáscia superficial que contém tecido mamário.

A forma curva da caixa torácica proporciona uma rigidez notável, dada a leveza do seu conteúdo, permitindo-lhe :

> Proteger os órgãos internos vitais do tórax e do abdómen das forças externas.

> Resistir às pressões internas negativas (sub-atmosféricas) geradas pelo recuo elástico dos pulmões e pelos movimentos inspiratórios.

> Apoiar o peso dos membros superiores.

> Servem de ponto de ancoragem para numerosos músculos que, ao moverem-se, mantêm a posição dos membros superiores em relação ao tronco, bem como os pontos de inserção de certos músculos do abdómen, do pescoço e das costas, e estão envolvidos na respiração.

IV.1.1.1.1 Esqueleto da parede torácica

Existem três tipos de classificações:

- [ereeme]**Costelas verdadeiras** ou vertebro-costais (da 1ª à 7ª costelas): estão ligadas diretamente ao esterno pela sua própria cartilagem costal.
- [emeeme]**Costelas falsas** ou vertebrocondrais (das 8 às 10 costelas): as suas cartilagens estão ligadas à cartilagem costal sobrejacente. A sua ligação com o esterno é indireta.
- [emeeme]**Costelas flutuantes** ou vertebrais (11 e 12 costelas): as cartilagens rudimentares destas costelas não se ligam indiretamente ao esterno; em vez disso, terminam na musculatura abdominal posterior.

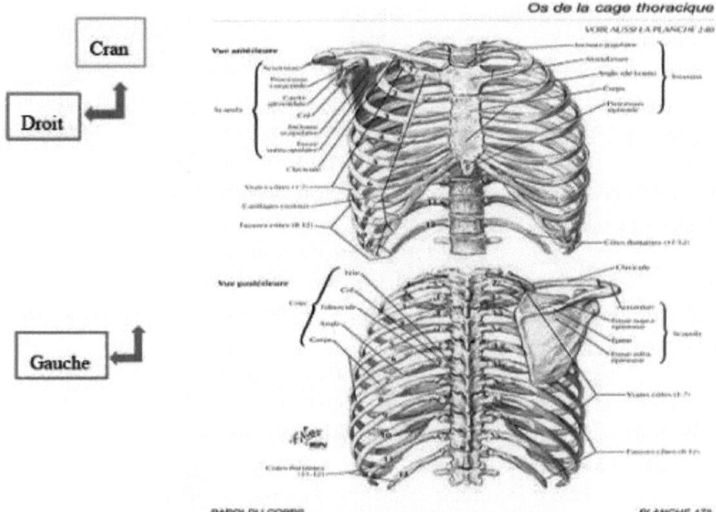

Figura 1. Arquitetura óssea do tórax [23].

IV.1.1.1.2 Músculos da parede torácica

Existem: na frente, os músculos peitoral maior, peitoral menor, subclávio e dentário anterior, os músculos ëlëvadores das costelas, os intercostais, subcostais e o músculo transverso torácico, os músculos abdominais antërolatërais na frente; os músculos dorsal maior, dentário maior e dentário menor postëriere; os músculos esternocleidomastóideo e escaleno acima. Os músculos escalenos, que descem para a primeira e segunda costelas.

IV.1.1.1.3 Vascularização e inervação da parede torácica

> Vascularização arterial

O fornecimento arterial à parede torácica provém de :

- Aorta torácica: artérias intercostais posteriores e subcostais.
- Artérias subclávias: as artérias torácicas internas e as artérias intercostais superiores
- Artéria axilar: as artérias torácicas superior e lateral.

> Vascularização venosa

As veias intercostais são satélites das artérias que drenam respetivamente :

- A maioria das veias intercostais posteriores drena para o sistema venoso ázigos/hemi-ázigos.
- As veias intercostais anteriores drenam para as veias torácicas internas.
- **Inervação da parede torácica**

Os ramos anteriores dos nervos T1 a T11 formam os nervos intercostais, que correm ao longo do comprimento dos espaços intercostais. eme O ramo anterior do nervo T12, que corre abaixo da 12ª costela, é o nervo subcostal. Os ramos posteriores dos nervos espinais torácicos passam posteriormente, inervando as articulações, os músculos e a pele das costas na região torácica.

IV.1.1.2 Anatomia do diafragma

O diafragma é uma partição músculo-tendinosa que serve de interface entre o tórax e o abdómen. As fibras musculares do diafragma nascem radialmente dos bordos da abertura torácica inferior e convergem para um grande tendão central. Devido à obliquidade da abertura torácica inferior, as inserções posteriores do diafragma são inferiores às inserções anteriores. A cúpula direita é mais alta do que a esquerda.

Na sua parte superior, é vascularizada pelas artérias pericardo-frénica e músculo-frénica, ramos da artéria torácica interna. As artérias frénicas superiores nascem diretamente da parte inferior da aorta torácica e de pequenos ramos das artérias intercostais. As artérias frénicas inferiores são as maiores artérias que irrigam o diafragma e têm origem na aorta abdominal. A drenagem venosa do diafragma é efectuada através das veias braquiocefálicas, do sistema de veias ázigos, da veia suprarrenal esquerda e da veia cava inferior. É inervado pelos nervos frénicos (C3 a C5).

IV.1.1.3 O mediastino

O mediastino estende-se desde o esterno, à frente, até à coluna torácica, atrás, e desde o orifício superior até ao orifício inferior do tórax. É delimitado de cada lado pelas regiões pleuropulmonares.

IV.1.1.3.1 O mediastino superior

Encontra-se com o manúbrio esternal na parte anterior e contém o resófago, a traqueia, o arco aórtico e os seus ramos, os troncos venosos braquiocefálicos, o ducto torácico, a metade superior da veia cava superior, o timo ou os seus restos, os nervos frénico direito e esquerdo, pneumogástrico, cardíaco e recorrente esquerdo, o ligamento arterial, os gânglios linfáticos paratraqueais e traqueobrônquicos superiores e o arco dos ázigos.

IV.1.1.3.2 O mediastino anterior

Muito estreito, encontra-se com o corpo esternal na parte anterior e com a face anterior do pericárdio na parte posterior. Contém os vasos torácicos internos e os gânglios linfáticos paraesternais e pré-pericárdicos.

IV.1.1.3.3 O mediastino médio

O mediastino médio contém: o saco pericárdico e o seu conteúdo, os vasos pulmonares, os gânglios linfáticos latëro-pericárdicos e traqueo-brônquicos inferiores.

IV.1.1.3.4 Mediastino posterior

O mediastino posterior contém: a aorta torácica descendente, o resófago torácico, o ducto torácico, as veias ázigos e hemi-ázigos, os nervos pneumogástrico e esplâncnico, os gânglios pulmonares justa-resofágicos, pré-vertebrais e frénicos superiores.

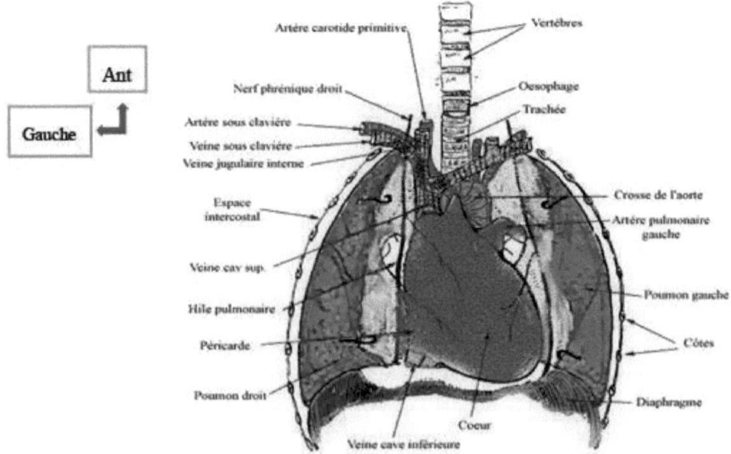

Figura 2. Visão superior do mediastino médio [23].

IV.1.1.4 Anatomia da veia do elevador

A veia que reveste a parede da cavidade torácica é chamada de veia parietal; ela está localizada no mediastino ao redor do pedículo, onde é contínua com a veia visceral que reveste a superfície dos pulmões. O espaço entre a pleura visceral que reveste as paredes da cavidade torácica é normalmente virtual.

IV.1.1.4.1 A veia parietal

> Posicionamento e proporções :

- A pleura parietal assenta na superfície profunda da parede torácica através de uma camada de tecido celulo-gorduroso: a fáscia subpleural ou fáscia endotorácica. Esta fáscia endotorácica avascular forma um plano de clivagem conhecido como plano extrapleural, que pode ser utilizado para libertar o elevador e o pulmão quando o elevador está completamente fundido.
- Na superfície profunda das costelas e dos espaços intercostais, a fáscia endotorácica é espessa, densa e bem individualizada.
- À frente, atrás do esterno e atrás, ao nível dos sulcos latero-vertebrais, é extremamente fina e envia alguns tractos fibrosos para a parte anterior da coluna torácica.
- Abaixo, ao nível do diafragma, é quase inexistente e a membrana parietal adere fortemente ao músculo. Não existe plano de clivagem entre o músculo elevador e o diafragma.
- Internamente, continua com o tecido celular do mediastino.

Na parte superior, densifica-se consideravelmente acima do orifício superior do tórax e forma o diafragma cérvico-torácico de Bourgery "Membrana Supra Pleuralis".

> Vascularização e inervação :

A veia parietal contém os vasos linfáticos arteriais e venosos e os nervos vizinhos: artérias torácicas internas e intercostais. As veias correspondentes drenam para a veia cava inferior e os ramos nervosos provêm dos nervos intercostais, dos nervos frénicos e dos troncos simpáticos.

IV.1.1.4.2 A veia visceral

> Posicionamento e relações :

Cobre toda a superfície do pulmão, com exceção de parte do lado mediastínico, onde se reflecte ao nível do hilo sobre os elementos do pedículo pulmonar para se tornar o elevador parietal. Esta linha de reflexão continua abaixo do hilo para formar o ligamento triangular. O elevador também reveste a parte inferior das cissuras pulmonares que separam os diferentes lobos do pulmão. A pleura visceral é unida ao parênquima pulmonar por uma fina camada de tecido celular sub pleural que continua dentro do parênquima para formar o interstício do pulmão.

> Vascularização e inervação :

Ramos das artérias brônquicas, drenagem venosa dependente das veias pulmonares. Os linfáticos e os nervos são os do pulmão.

IV.1.2 Contexto fisiológico [24]

IV.1.2.1 Função respiratória

Os músculos respiratórios são inervados por nervos de origem bulbar e cervical, que constituem as vias dos neurónios com atividade inspiratória e expiratória, formando assim o gerador ou centro respiratório.

IV.1.2.2 Função metabólica

> Equilíbrio ácido-base

> Regulação da pressão arterial sistémica pela síntese da enzima de conversão da angiotensina I em angiotensina II.

> Produção de surfactante por pneumócitos de tipo II

IV.1.2.3 Função termolítica

O ar inspirado é geralmente mais frio e mais seco do que o ar expirado. Ao arrefecer e dessecar o gás alveolar durante a expiração, as vias respiratórias podem recuperar parte do calor e da humidade perdidos durante a inspiração.

IV.1.2.4 Funções de purificação e de defesa imunitária

Existem três tipos de defesa alveolar:

> As células do sistema imunitário são essencialmente macrófagos, cujo papel principal é assegurar a fagocitose.

> A ventilação alveolar depende da manutenção da estabilidade alveolar. Uma película líquida que humedece a parede alveolar, fornecida por transudação a partir dos capilares, contribui para o equilíbrio alveolar.

> A drenagem linfática contribui para a depuração das partículas.

IV.1.2.5 Funções Plevre

O plexo parietal tem um papel importante na formação e reabsorção de fluidos e proteínas. A formação de líquido é de 0,15 ml/kg/hora. Este líquido contém mokcules surfactantes-lamelares que promovem o deslizamento das folhas pleurais em contacto.

IV.2 Fisiopatologia [25]

Em caso de trauma torácico, pode ocorrer inicialmente uma dupla insuficiência respiratória e hemodinâmica, cuja génese é multifatorial.

IV.2.1. Angústia respiratória

Resulta de uma lesão da mecânica ventilatória e/ou de uma ventilação/perfusão inadequada. A lesão dos músculos da parede torácica do gradil costal e/ou do diafragma altera a mecânica ventilatória, resultando em hipoventilação a^olar. Este fenómeno é agravado em caso de perda de vácuo pleural pela formação de um "panchement aërique ou liquidien" que solidifica o pulmão da parede torácica e do diafragma, e os movimentos não são mais transmitidos a ele.

IV.2.2. Dificuldades cardíacas e circulatórias

Esta angústia pode dever-se a :

> Choque cardiogénico: contusão do miocárdio com cisão valvular, tamponamento cardíaco, hëmopneumotórax compressivo que constituem um obstáculo ao enchimento.

> Choque hipovotémico devido a hemorragia extemporânea ou não extemporânea (rutura da aorta, vasos supra-aórticos, hëmotórax maciço).

> Lesões mëdulosas da coluna dorsal, responsáveis por vasoplegia por bloqueio simpático que majora os distúrbios hëmodinâmicos.

IV.3 Mecanismos de lesão [29].

Não existe um paralelismo absoluto entre os cistos parietal e endotorácico, sobretudo nos adultos jovens, devido à flexibilidade do esqueleto.

> **O choque direto é o** mecanismo mais frequente. A gravidade é Hëc à energia cinética do agente vulnerável que atinge o tórax. No siëge do impacto, podemos observar:

❖ Lesões por compressão ou esmagamento com lesões parietais em primeiro plano (fracturas das costelas, fracturas do esterno, retalho costal, rutura do diafragma e fratura da coluna dorsal). Em segundo plano, contusões pulmonares e/ou cardíacas e lacerações da aorta torácica inferior.

❖ Lesões de impacto direto com glote fechada, cujas consequências são devidas a hiperpressão traqueobrônquica.

> **Lesões provocadas pela desaceleração**: as lesões intratorácicas diferem consoante a quantidade de energia cinética:

❖ Lesões por cisalhamento ou laceração: rutura do istmo aórtico, trombose do tronco braquiocefálico, rutura traqueobrônquica, rutura do resófago, ferida do ducto torácico.

❖ Lesões de impacto, como a contusão pulmonar devido ao impacto na grelha costal e a contusão do miocárdio devido ao esmagamento do músculo cardíaco na parede posterior do esterno.

> **Dano de explosão** (onda de choque ou explosão)

❖ As lesões primárias por compressão abdominal com ascensão do diafragma e projeção do pulmão contra a parede torácica Hëc à variação da velocidade de propagação da onda, apresentando um quadro de fístula alvéolo-venosa com risco de embolia gasosa.

❖ Lesões secundárias provocadas pela projeção do meio ambiente sobre a vítima: impacto direto.

❖ Lesões terciárias causadas pelo facto de a vítima ser atirada contra o seu ambiente: dëcëlëration.

IV.4 Formas clínicas [30-45]

IV.4.1 Fracturas das costelas [30,31].

As fracturas das costelas são uma parte importante do traumatismo torácico. A incidência exacta é desconhecida. Em uma coorte de pacientes com trauma torácico admitidos em terapia intensiva, fraturas de costelas unilaterais foram encontradas em 60% dos casos. O número de costelas fracturadas dëpende do mëcanismo [30]. A energia necessária para induzir a fratura de uma costela é inversamente proporcional à idade da vítima. A fratura da primeira costela é rara. Esta fratura é um marcador de gravidade [30]. Uma anomalia arterial é encontrada em 14% dos pacientes com esta fratura [31]. As fracturas da última costela estão associadas a lesões abdominais.

IV.4.2 Retalho costal [32].

Um retalho costal ocorre quando um segmento da parede torácica se separa do resto da parede. Para tal, são necessárias fracturas múltiplas de costelas adjacentes em vários locais do mesmo lado e a separação de um segmento provoca um movimento paradoxal. Isto aumenta o trabalho de respiração e a dor. O retalho costal é acompanhado de uma contusão pulmonar e, eventualmente, de um hemopneumotórax.

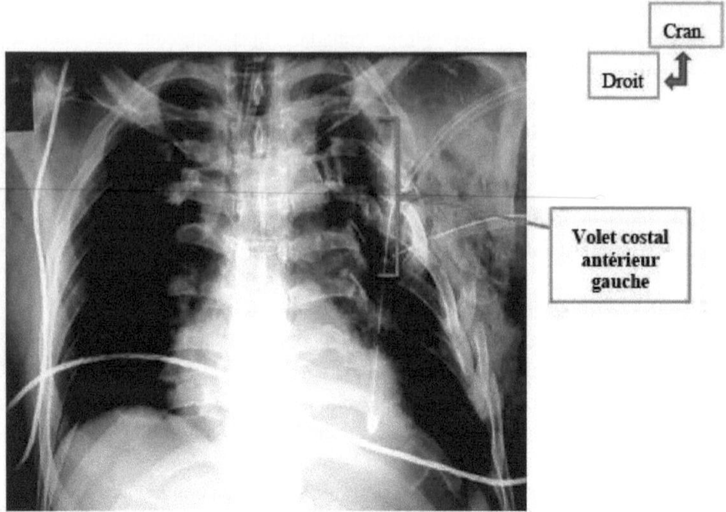

Figura 3. Retalho costal esquerdo [25]

IV.4.3 Fracturas do esterno [33].

As fracturas do esterno são observadas em vítimas de acidentes rodoviários que sofrem um impacto com o volante. Atualmente, os airbags protegem contra este tipo de lesão. Outras causas são as quedas ou os golpes diretos. As fracturas das costelas, as contusões do miocárdio e as contusões pulmonares estão associadas em 30% dos casos.

IV.4.4 Rupturas e hérnias diafragmáticas [34-36].

O hemidiafragma direito é rompido em 15-20% dos casos e o esquerdo em 70-80%. Clinicamente, os doentes podem ser assintomáticos. Podem ocorrer dispneia, dor torácica, dor abdominal e vómitos. O primeiro achado é um murmúrio vascular diminuído. Os ruídos intestinais no peito são patognomónicos de hérnias intestinais. A radiografia de tórax deve ser rëpëtëe. Uma ecografia toraco-abdominal fornece informações valiosas. A tomografia computadorizada é usada secundariamente. As hérnias retro-costo-xifóides ou de Morgagni-Larrey são mais comuns em adultos do que as hérnias de cúpula ou de Bochdalek. Por vezes, são responsáveis por abdómen agudo. O diagnóstico baseia-se na radiografia de tórax e na TAC.

com opacificação barytëe.

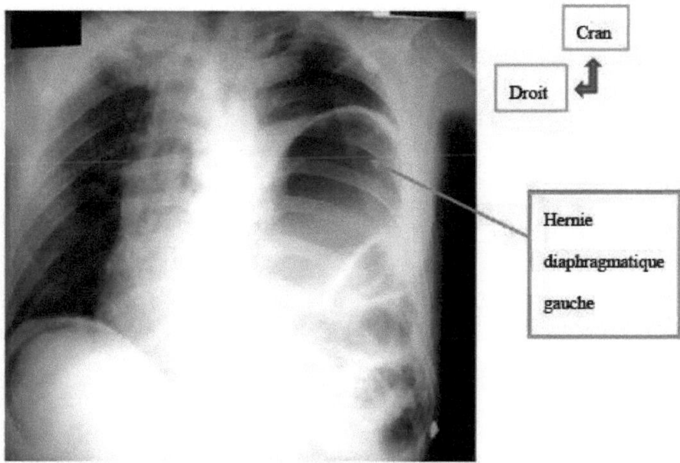

Figura 4: Forte suspeita de rutura da cúpula diafragmática esquerda e provável hérnia associada [25].

IV.4.5 Hemotórax [37]

I. O hemotórax é uma acumulação de sangue no espaço entre a parede torácica e o pulmão, conhecido como cavidade pleural. É secundário a fracturas das costelas, fracturas vertebrais ou laceração do pulmão. O quadro clínico pode resumir-se a um choque hipovolémico. O diagnóstico é suspeitado com base no contexto do traumatismo e no exame clínico. A radiografia do tórax, a ecografia torácica e a TAC confirmam o diagnóstico. A radiografia do tórax identifica um volume de sangue superior a 200 a 300 ml.

IV.4.6 Pneumotórax [37]

O pneumotórax é uma acumulação de ar na cavidade pleural, que ocorre em cerca de 70% dos doentes com traumatismo torácico. O pneumotórax de tensão é uma condição com risco de vida resultante do agravamento de um pneumotórax simples. O ar fica retido na cavidade pleural, exercendo pressão sobre o pulmão. Isto leva à compressão do creur e a uma queda do débito cardíaco. A radiografia do tórax e a ecografia torácica confirmam este facto.

IV.4.7 Contusão pulmonar [38,39].

Este facto altera as trocas gasosas. Os pacientes com alto risco de desenvolver a síndrome da angústia respiratória aguda (SARA) podem ser identificados com base no tamanho da contusão. A contusão pulmonar unilateral leva rapidamente à falência generalizada de todo o pulmão. A história de traumatismo sugere o diagnóstico. Por outro lado, os exames de TC revelam-no sistematicamente.

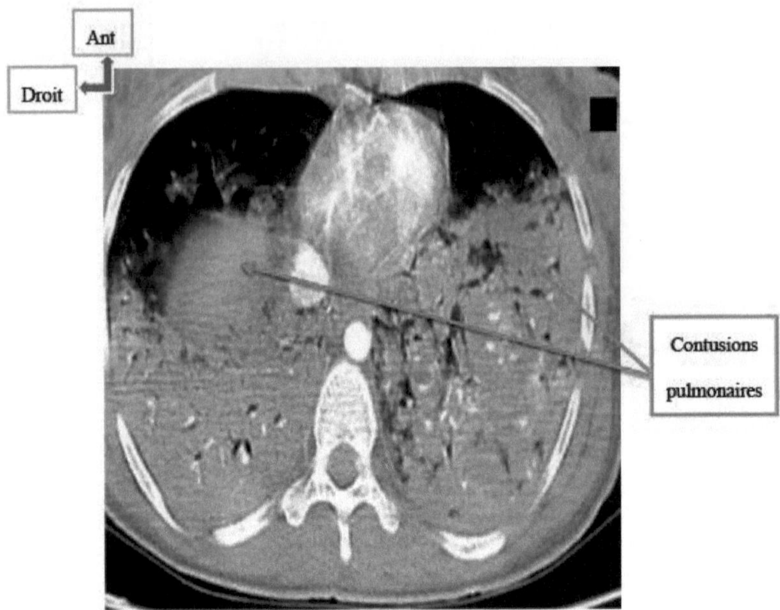

Figura 5: Contusões pulmonares bilaterais pós-traumáticas na TC [25].

IV.4.8 Rutura da aorta ascendente [40-42].

A rutura traumática da aorta torácica é geralmente causada por impacto direto sobre o esterno. Esta lesão é também suspeitada sempre que há uma transferência significativa de energia. As causas mais comuns de lesão são as quedas superiores a 3 metros e os acidentes ocorridos a velocidades superiores a 50 km/h. O exame clínico é normal em cerca de 50% dos casos. A radiografia do tórax é o primeiro passo para a deteção. A tomografia computorizada tem uma sensibilidade de 100% e uma especificidade de 99,8% para o diagnóstico.

IV.4.9 Lesões cardíacas [42].

A expressão clínica da lesão cardíaca permanece rara. A contusão do miocárdio é a mais comum, preferencialmente localizada no ventrículo direito. Os seus sinais clínicos mimetizam os do tamponamento cardíaco. O ecocardiograma é a pedra angular da abordagem diagnóstica.

IV.4.10 Lesões traqueobrônquicas [43].

As lesões traqueobrônquicas devem-se principalmente a traumatismos penetrantes. Mais de 80% das lesões localizam-se a menos de 2,5 cm da carina. Pode haver enfisema subcutâneo, sinais de pneumotórax ou pneumomediastino. Nos cuidados intensivos, um pneumotórax de tensão que gera uma fuga de ar contínua apesar de uma drenagem adequada sugere o diagnóstico. As radiografias do tórax são anormais em 90% dos casos, mostrando uma combinação de sinais: enfisema, pneumomediastino, pneumotórax ou derrame pleural líquido. A tomografia computorizada detecta mais de 90% das lesões da traqueia.

IV.4.11 Lesões do esófago [44,45].

A incidência de lesões resofágicas varia de 1,2% para traumas firmes a 10% para traumas penetrantes. O local da lesão pode ser cervical (56%), torácico (30%) ou abdominal (17%).

Os sintomas clínicos são raros nos doentes em cuidados intensivos. A rutura do esófago pode manifestar-se pela tríade de Meckler (vómitos, dor retroesternal e enfisema subcutâneo). As radiografias do tórax são normais em 30% dos casos. A TAC mostra enfisema mediastinal e fístulas (oeso-pleural ou oeso-medianal).

IV.5 Gestão [20,25,35,46].

A gestão do trauma torácico pode ser dividida em dois níveis distintos de atendimento: pré-hospitalar e hospitalar (no departamento de emergência e eventualmente no bloco opë^o^).

IV.5.1 Gestão pré-hospitalar [20]

Os dados do exame clínico inicial da respiração (movimentos respiratórios e qualidade^ da respiração) são necessários para reconhecer lesões torácicas graves, como pneumotórax de tensão, pneumotórax aberto, retalho costal, contusão pulmonar e hemotórax maciço. O diagnóstico de pneumotórax com instabilidade hemodinâmica acentuada (hipotensão, distensão jugular, cianose) ou pneumotórax sufocante deve levar à compressão imediata do espaço pleural com agulha ou à exsuflação. E se isso não se mostrar eficaz no estado hemodinâmico do paciente, a drenagem torácica deve ser realizada imediatamente.

IV.5.2 Cuidados de emergência [20,25,35,55,49].

IV.5.2.1 Saldo primário (ABCDE)

O levantamento primário com a abordagem ATLS (Advanced Trauma Life Support) destina-se a avaliar o impacto sobre a hematose, a hemodinâmica e a consciência, e a aplicar as primeiras medidas terapêuticas.

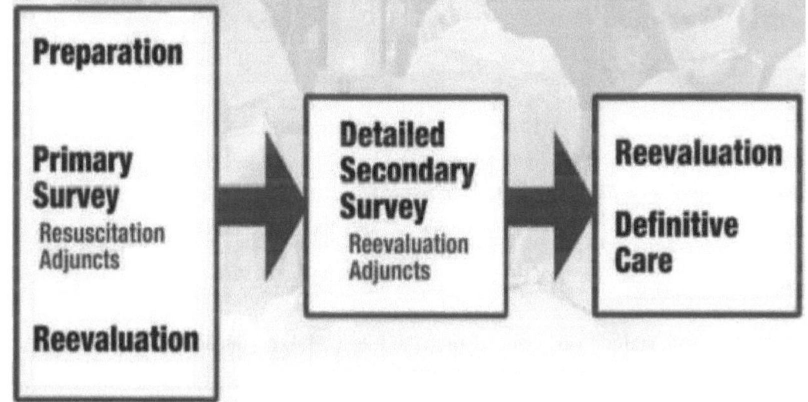

Figura 6. Sequência da avaliação primária de acordo com o ATLS [55]IV.5.2.1.1 Estado das vias respiratórias

(A)

Avaliar e assegurar a perтëaЫШë do trato aërial e a proteção da coluna cervical e a prevenção da hipoxëmia.

> **Avaliação** :

- Procura de corpos estranhos ou deslocação da traqueia
- À procura de um trauma итуидë.
- Pesquisa de hëmatoma cervical
- Procurar estridor.

> **Gestos** :

- Oxygënothërapie, saturomëtrie
- Aspiração
- Colocação de uma cânula GUEDEL e de um trompete nasal
- Intubação.
- Traqueotomia

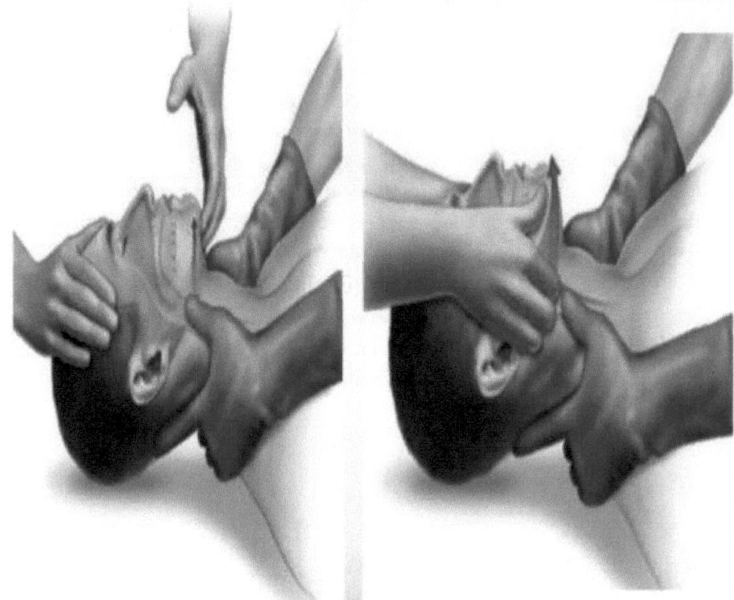

Figura 7. Manobras de libertação da via aérea [55].

IV.5.2.1.2 Função respiratória (B)

Assegurar uma ventilação e oxigenação adequadas.

> **Avaliação**

- Saturação
- Inspeção visual (falta de ar, cianose, retração intercostal, oscilação toraco-abdominal, vibração das asas do nariz, sudação) e palpação
- Frequência respiratória
- Movimento do peito
- Auscultação
- Posição da traqueia

> **Condições a serem identificadas e tratadas durante a avaliação inicial** :

- Pneumotlorax sob tensão
- Retalho costal
- Abrir pneumotlorax
- Hemotórax maciço

IV.5.2.1.3 Tráfego (C)

Depois de excluir o pneumotórax de tensão, qualquer hipotensão é considerada choque hemorrágico até prova em contrário.

> **Avaliação**

- Avaliar a l'ëlal hëmodinâmica (pressão arterial, pulso, marmoreio, síndrome hemorrágica, colapso).
- Avaliar a conscienciallização
- Coloração da pele
- Procura de uma hemorragia exacerbada

> **Gestos** :

- Controlo da hemorragia externa (hemostase mecânica)
- Duas portas venosas de grande calibre
- Fazer uma correspondência cruzada, contagem, lactatemia, gasometria, ionograma
- Grupo sanguíneo Rhesus
- Enchimento vascular: 2L de cristaloides isotónicos aquecidos
- Reavaliação da resposta
- Transfusão se a resposta for incorrecta.

> **Hemorragia interna que pode causar choque:**

- Tórax
- Abdómen
- Rëtropëritoine
- Bacia
- Fëmur

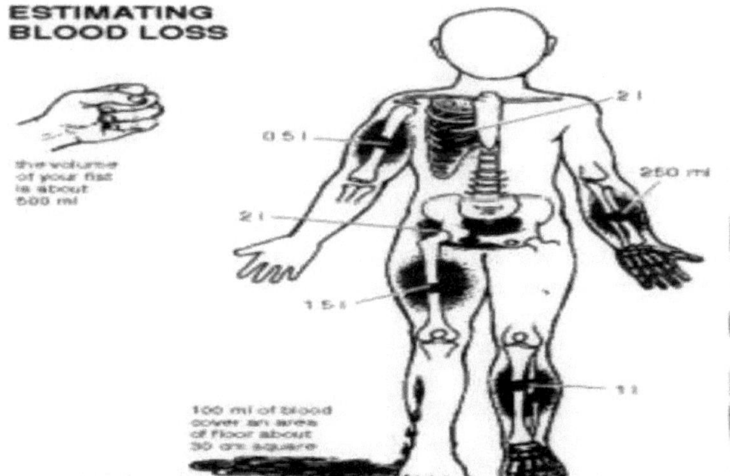

Figura 8. Estimativa da perda de sangue por território lese [Hugh Dudley, Primary Surgery Textbook

IV.5.2.1.4 Estado de consciência (D)

Avaliar o nível de sensibilização e procurar obter um compromisso.

> **Avaliação e acções**

- Escala de coma de Glasgow (GCS)
- Rëponsepupilar
- Sinal de desfocagem
- GCS < 8: intubação

■ Mudança na l'ëLII de consciência: tesão sistema nervoso central, mas ë excluir intoxicação, mëtabolic disorder.

IV.5.2.1.5 Exposição (E)

Procurar lesões associadas.

> Despir temporariamente o doente

> Rolagem de toros

> Resumo rápido das lesões

> Prevenção da hipotermia

IV.5.2.2 Avaliação secundária

A avaliação da lesão procura uma etiologia

> Inspeção, onde observamos a simmëtria da amplitude torácica, procuramos retalhos costais, fraturas de costelas, hematomas, feridas, turgência das veias jugulares.

> Palpação, que revela enfisema cervicotorácico subcutâneo, dor ao movimento da grelha costal, movimento de um retalho costal, pulsos periféricos e diminuição das vibrações vocais.

> A percussão pela apreciação de um timpanismo ou de um matite.

> A auscultação revela assimetria, abolição do murmúrio vesicular, estertores crepitantes e um foco de condensação alveolar.

A pesquisa de lesões associadas (crânio, coluna vertebral, tórax, abdómen, bacia e membros) é sistemática.

IV.5.2.3 Exame paraclínico

IV.5.2.3.1 Ensaios biológicos e funcionais

■ O exame biológico incluirá :

■ Exames hematológicos: hemograma e contagem de plaquetas para detetar deglutinação, nível de protrombina e tempo de tromboplastina parcial ativa para detetar perturbações da hemostase que possam estar relacionadas com hemorragias ou tratamento anticoagulante. A determinação do grupo sanguíneo e a pesquisa de aglutininas irregulares com vista a uma eventual transfusão.

■ Medição da troponina para detetar a contusão do miocárdio

■ A gasometria arterial pode ser utilizada para quantificar o nível de hipóxia, com uma sensibilidade de 100% no diagnóstico de lesões endotorácicas graves no contexto de um traumatismo.

■ O eletrocardiograma (ECG) deve ser realizado sistematicamente na cama do doente e, se possível, durante o transporte. É um elemento essencial da monitorização cardiopulmonar. Pode ser utilizado para identificar bloqueio do ramo direito ou bloqueio atrioventricular completo (pneumotórax compressivo), arritmias ventriculares, sinais de isquémia do miocárdio (elevação do segmento ST) ou embolia pulmonar (taquicardia sinusal).

■ Os testes de função respiratória (RFT) não são necessários numa emergência, mas sim após o evento para estabelecer o prognóstico da função respiratória ou diagnosticar síndromes restritivas.

IV.5.2.3.2 Exames morfológicos

A **radiografia normal do tórax**, com o doente de pé e depois meio sentado ou, na melhor das hipóteses, sentado com inspiração profunda e depois expiração forçada, é um exame menos sensível, mas pode detetar derrames pleurais (superiores a 200 cc) e é suficiente para indicar a drenagem pleural na maioria dos casos. Se houver suspeita de politraumatismo, deve ser efectuada uma radiografia frontal com o doente em posição supina e a sonda nasogástrica colocada.

A realização de uma **ecografia transparietal** no leito do doente (antes da mobilização) em caso de derrame líquido é um procedimento rápido, que confirma o diagnóstico e permite determinar com maior certeza o local de inserção. A ecografia trans-msofágica (EMT) demonstra lesões aórticas, lesões pericárdicas e pneumotórax, entre outras, com imagens genéticas a obter. O procedimento FAST consiste numa ecografia toraco-abdominal abreviada, permitindo um diagnóstico rápido do derrame peritoneal.

A TC torácica com contraste tem muitas indicações no trauma torácico, mas não é recomendada em casos de instabilidade hemodinâmica. Se o doente for bem tolerado ou estiver clinicamente estável, deve ser realizada uma TAC torácica com injeção antes da drenagem. Trata-se mais frequentemente de uma TAC toraco-abdomino-pélvica (TAP-Scan). As indicações para a realização de TAC são muito variadas:

> Trauma firme de alta energia.
> Mecanismo sugestivo de lesões torácicas graves (desaceleração).
> Lesões graves associadas (traumatismo craniano, abdominal, espinal ou pélvico).
> Patologia pulmonar pré-existente.
> Drenagem pleural efectuada sem iconografia.

IV.5.2.4 Drenagem do tórax

O objetivo é restabelecer a vacuolação pleural, a fim de aliviar qualquer compressão orgânica intratorácica e restaurar a função mecânica da pleura. As indicações para a drenagem torácica dependem da natureza do derrame, do seu volume e do seu impacto dinâmico. As indicações para a drenagem torácica são :

> Pneumotórax sufocante ou de tensão após exsuflação com agulha fina
> I leinopneuinotórax, dependendo do seu volume e topografia
> Ocorrência de pneumotórax durante a ventilação mecânica de qualquer volume
> Pneumotórax completo da grande cavidade com colapso pulmonar e/ou bilateral e/ou sintomático (doloroso, dificuldade respiratória, fuga de ar evidente, etc.), independentemente do tamanho.
> Hemotórax com volume superior a 200 ml avaliado em tomografia computadorizada ou ultrassonografia, ou a presença na radiografia de uma curva de Damoiseau ou ainda opacidade de toda uma hemicâmara pulmonar após punção pleural diagnóstica.
> Hemotórax com má tolerância respiratória e/ou circulatória.
> Derrame pleural pós-traumático na presença de patologia respiratória pré-existente que leva a uma má tolerância respiratória.
> Auto-transfusões em casos de hemotórax maciço com grande instabilidade hemodinâmica, se a toracotomia para hemostase estiver atrasada ou não for praticável.
> Enfisema subcutâneo sem descolamento pleural visível em caso de necessidade de transporte intra-hospitalar e, sobretudo, extra-hospitalar secundário em que as condições de segurança exigidas para uma drenagem de qualidade não estejam reunidas (assepsia, controlo radiológico, etc.), lesões vitais associadas que possam criar ambiguidade diagnóstica ou lesões associadas que exijam ventilação mecânica e/ou anestesia geral.

A abordagem à inserção do dreno pode ser :

> Anterior: intersecção do segundo espaço intercostal (quadrante superolateral do tórax) com a linha medio-clavicular. Trata-se de um espaço amplo que evita a glândula mamária e os vasos ou órgãos intratorácicos (nomeadamente a artéria mamária interna, que passa a 2 cm do bordo do esterno). Este local de inserção é recomendado para o pneumotórax.
> Latëral: intersecção do terceiro ao quinto espaço intercostal e a linha axilar média ou

an^terior, logo posterior ao músculo peitoral maior, abaixo disso há um risco de tesão diafragmática e/ou intra-abdominal. Esta abordagem é especialmente prëconisëe para ëpanchements liquidiens (ëëeHyкë). emeAlguns autores podem ir tão longe quanto o espaço intercostal 6.

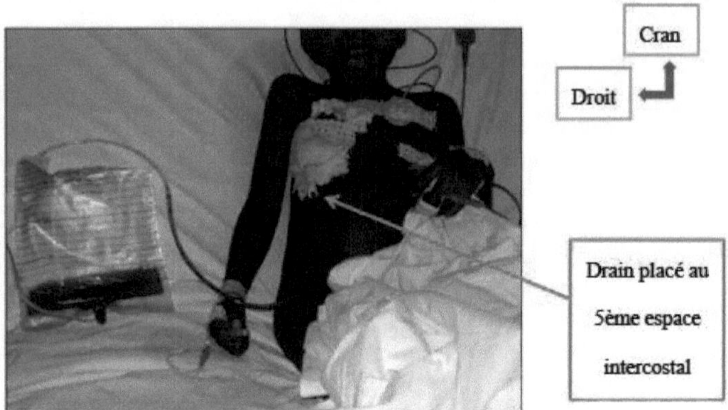

Dreno colocado no 5º espaço intercostal

Figura 9. Tubo torácico colocado no 5º espaço intercostal direito numa criança de cinco anos no segundo dia pós-operatório de uma toracotomia e decorticação [39].

Os drenos pleurais são feitos de plástico translúcido (silicone ou plástico) com um diâmetro de 20 a 40 (5 a 11 mm). O tamanho do dreno depende da viscosidade do derrame.

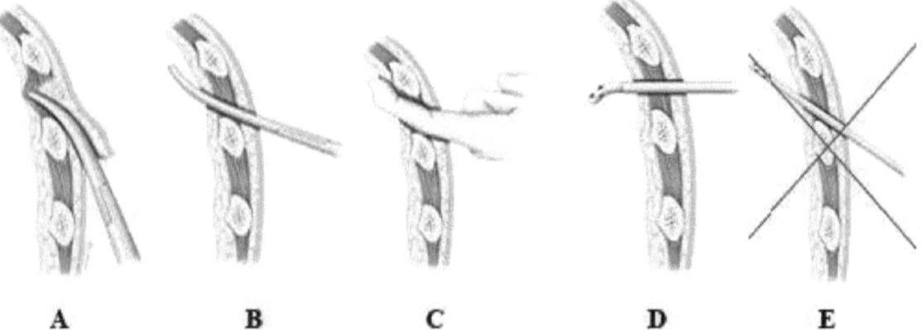

A=Dissecção plano a plano com pinça Kelly; B=Abertura da pleura parietal com pinça Kelly; C=Exploração do espaço pleural com um dedo; D=Direcionar o dreno para o espaço pleural utilizando a cânula de inserção Monod®; E=Sem mandril de trocarte metálico.

Figura 14. Técnica de colocação do dreno pleural [35].

Uma radiografia frontal do tórax verifica a reexpansão pulmonar, a posição do dreno e a presença do orifício lateral mais proximal no espaço pleural. Ao inserir o dreno num paciente em ventilação com pressão positiva, alguns autores sugerem desconectar o paciente do ventilador ou, melhor ainda, realizar uma pausa expiratória.

IV.5.2.4 Medidas de carácter geral

Existem duas situações possíveis num serviço de urgência:

- **Lesão agónica :**

Excecionalmente, alguns feridos serão levados para o serviço de urgência com colapso muito grave, paragem respiratória ou em estado de morte aparente. Em caso de sucesso, comprovado pelo restabelecimento da hemodinâmica, este procedimento será rapidamente seguido de uma drenagem pleural. A analgesia peridural deve ser preferida sempre que possível. Em caso de sinais de choque hemorrágico, o doente deve ser transfundido ou autotransfundido (em caso de hemotórax maciço) com o resíduo do saco de drenagem (4 litros numa hora).

- **Lesão temporariamente estável**

Deve ser adoptada uma abordagem muito sistemática e as primeiras medidas terapêuticas devem ser sempre aplicadas, seguidas de uma avaliação paraclínica. O doente recebe oxigénio mesmo na ausência de dessaturação, é colocado em posição semi-sentada após a realização de um inventário espinal e é iniciada precocemente uma analgesia adequada (de preferência peridural), bem como um reaquecimento externo.

IV.5.2.5 Tratamento médico das lesões [2,3].

IV.5.2.2.1 Lesões parietais :

O tratamento das fracturas das costelas baseia-se sobretudo numa estratégia analgésica adequada, na qual a analgesia peridural desempenha um papel importante. Nos jovens, é essencial procurar lesões intratorácicas. A ventilação mecânica prolongada é o tratamento de primeira linha para os retalhos costais estáveis ou associados a lesões extra-torácicas.

IV.5.2.2.2 Lesões pleuropulmonares :

A hospitalização é recomendada para todos os pacientes com contusão pulmonar e seu tratamento com medidas gënërales, restrição hídrica e cinesioterapia de incentivo. Um foco de contusão pulmonar, associado a edema pericontusional, é um fator de risco para o desenvolvimento secundário de lesões da síndrome do desconforto respiratório agudo (SDRA), especialmente quando associado a sobrecarga hidrossódica, transfusões maciças, ventilação mecânica prolongada ou superinfeção. A prevenção da pneumonia pós-traumática é conseguida através de cinesiterapia de incentivo combinada, se necessário, com ventilação não invasiva sequencial. Neste contexto, a profilaxia antibiótica não tem qualquer vantagem. Os factores de risco reconhecidos para o desenvolvimento de pneumonite pós-traumática são

> Idade superior a 50 anos
> Danos em mais de cinco arcos costais
> A existência de um retalho costal
> A existência de contusões parenquimatosas visíveis na radiografia inicial

O tratamento do hematoma pulmonar não complicado é a observação.

IV.5.3 Tratamento cirúrgico [1,2].

IV.5.3.1 Indicações para o tratamento cirúrgico :

De acordo com as recomendações do Advanced Trauma Life Support (ATLS), as indicações para a toracotomia são :

> Perda de sangue do saco coletor do tubo torácico >1.500 ml inicialmente ou > 200 ml/hora em 2 a 4 horas ou mais de 1.500 ml em 24 horas.
> Hemoptise.
> Enfisema subcutâneo maciço.
> Fuga significativa de ar através do tubo torácico.
> Imagens pouco nítidas na radiografia ou na tomografia computorizada do tórax
> Traumatismo torácico penetrante.

As indicações para a toracotomia imediata são :

> Perda de sangue para o saco coletor de drenagem >1.500 ml inicialmente ou > 200 ml por hora durante 2 a 4 horas.

> Perda de sangue endobrônquico, contusão pulmonar maciça com comprometimento significativo da ventilação mecânica.

> Lesões da árvore traqueobrônquica (grande fuga de ar ou hemotórax maciço).

> Lesão do creur ou dos grandes vasos intratorácicos (hemorragia secundária ou tamponamento pericárdico).

Se a drenagem falhar e continuar a existir um coágulo superior a 500 ml ou a um terço do hemitórax na radiografia, e na melhor das hipóteses antes de decorridos 10 dias, deve ser discutida a indicação para remoção cirúrgica.

As indicações para a osteossíntese das costelas são :

> Encarceramento do parênquima pulmonar ou a existência de um fragmento ósseo que conduza a um órgão intratorácico.

> Grandes deformações da parede, sobretudo em adultos jovens, antecipando sequelas restritivas e dolorosas.

> Osteossíntese de passagem em caso de toracotomia indicada para lesões de órgãos intratorácicos.

> Osteossíntese primária de retalhos costais isolados e instáveis (lateral+++), ou seja, não associados a outras lesões que exijam sedação prolongada e que provoquem descompensação respiratória apesar de um tratamento médico optimizado.

As contra-indicações para a osteossíntese das costelas são :

> Associação de traumatismo cranioencefálico com alteração da consciência

> Contusão pulmonar extensa complicada por insuficiência respiratória aguda

> Lesões da coluna vertebral e/ou medulares

IV.5.3.2 Técnicas cirúrgicas

> [eme]A toracotomia anterolateral ao nível dos 4-6 espaços intercostais é geralmente recomendada. As abordagens Clamshell (esternotomia transversal e toracotomia anterolateral bilateral) ou semi-Clamshell (esternotomia longitudinal e toracotomia anterolateral) permitem uma melhor exposição dos órgãos torácicos.

> O papel da cirurgia minimamente invasiva no tratamento do trauma torácico não deve ser subestimado nem sobrestimado.

> A cirurgia torácica assistida por vídeo ou VATS como procedimento de gestão do espaço pleural em doentes não críticos não submetidos a transfusões maciças pode ser de grande ajuda. As indicações para esta abordagem incluem:

- Lesão (penetrante) com pouca perda de sangue num doente estável.
- Hemotórax persistente.
- Empyëme.
- Fuga de ar persistente.
- Suspeita de rutura diafragmática

A ostëosynthëse costal é controversa. Quando é efectuada, os materiais mais frequentemente utilizados são agrafos Judet, talas de Borrely, fio de aço, fios de Kirschner ou placas de parafuso.

IV.5.3.3 Procedimentos cirúrgicos

IV.5.3.3.1 Lesões parietais

Devem ser colocados dois drenos durante a toracotomia. Um dreno ântero-superior e um dreno póstero-inferior são classicamente fixados na camada pleural parietal, precedidos de lavagem com soro fisiológico morno. As fracturas costais raramente são indicação para osteossíntese. Apenas os retalhos costais isolados que originam instabilidade parietal com consequente insuficiência respiratória são elegíveis para osteossíntese costal. Noutros casos, ou quando existe uma contraindicação, a ventilação mecânica prolongada é a única opção. A osteossíntese costal na presença de um retalho costal é, na maioria das vezes, um procedimento transitório. A toracotomia deve ser centrada no retalho e suficientemente larga para permitir uma avaliação completa e uma boa exposição das lesões. A abordagem habitual é uma toracotomia póstero-anterior em "S", passando o mais próximo possível do centro do retalho e, se necessário, alargada superiormente e posteriormente através de uma toracoplastia com secção do músculo trapézio, conhecida como abordagem de Paulson.

IV.5.3.3.2 Lesões pleuropulmonares

O pneumotórax de tensão e o pneumotórax aberto são emergências cirúrgicas imediatas. O procedimento consiste na descompressão, na exploração endotorácica, no tratamento da etiologia, se possível, e na colocação de drenos.

Em caso de hemotliorax maciço com choque, deve ser efectuada uma toracotomia hemostática. A toracotomia de remoção está indicada em caso de hemotórax persistente superior a 500 cc de sangue com coágulos ou a um terço da hemicâmara torácica na radiografia, apesar de uma drenagem bem gerida. O hemotórax tardio (formado mais de 24 horas após o traumatismo) requer frequentemente uma toracotomia. A toracoscopia vídeo-assistida (VATS) deve ser reservada para os pacientes que apresentam hemotórax persistente apesar de uma drenagem pleural bem efectuada e com hemodinâmica estável.

As contusões pulmonares maciças com compromisso significativo da ventilação mecânica ou SDRA resistente ao tratamento conservador podem ser ressecadas em maior ou menor grau, ou pode ser introduzida assistência circulatória, como a oxigenação por membrana extracorporal (ECMO). A sutura simples é a melhor opção cirúrgica para as lacerações pulmonares.

IV.5.3.3.3 Lesões traqueobrônquicas

As lesões traqueais compatíveis com a vida são excepcionais nos traumatismos torácicos. As rupturas brônquicas são menos raras. A indicação de reparação de urgência baseia-se no impacto cardio-respiratório, apesar da drenagem torácica. O tratamento padrão é a sutura por toracotomia.

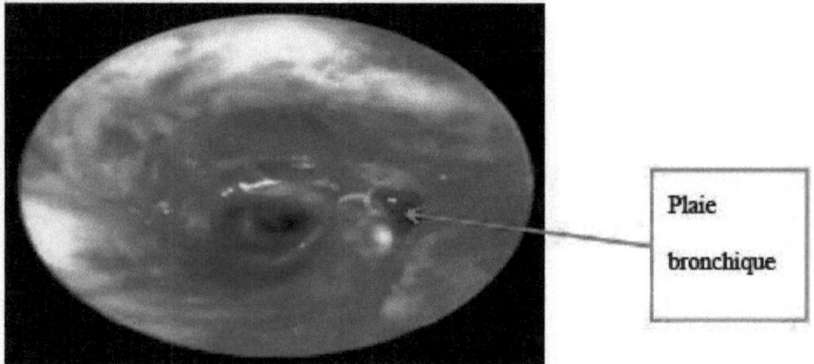

Figura 10. Broncoscopia de urgência mostrando uma lesão brônquica [20].

IV.5.3.3.4 Lesões do crânio e dos grandes vasos

As feridas ocas são raras mas possíveis em traumatologia fechada. Trata-se de uma emergência cirúrgica absoluta. O doente ferido deve ser transferido para o bloco operatório logo que o diagnóstico seja efectuado. A apresentação clínica mais frequente é a insuficiência aórtica aguda devido à desinserção da válvula aórtica. As lesões dos grandes vasos, em particular as rupturas do istmo aórtico, dão origem a um quadro clínico de choque hemorrágico, muitas vezes fatal, em 30 minutos, o que é geralmente um tempo muito curto para qualquer procedimento cirúrgico.

IV.5.3.3.5 Lesões do resófago

Um procedimento cirúrgico per-endoscópico é possível, especialmente no caso de um corpo estranho resofágico, mas na grande maioria dos casos é necessária uma toracotomia ou mesmo uma laparotomia. Nos casos de laceração profunda ou perfuração do resófago superior (cervical ou torácico), a abordagem de referência é uma toracotomia posterior seguida de sutura (laceração) ou ressecção e anastomose (perfuração). Para as lesões do resófago inferior (abdominal), recomenda-se uma toracotomia anterior associada a uma incisão xifoide transversal ou mesmo uma laparotomia supra-umbilical. No entanto, em caso de peritonite devido a perfuração do resófago, deve ser efectuada uma laparotomia xifopúbica em conjunto com a toracotomia.

IV.5.3.3.6 Rupturas e hérnias diafragmáticas

Deve ser efectuada uma laparotomia exploratória e curativa de emergência o mais rapidamente possível. A incisão xifo-púbica é a preferida. A grande cavidade peritoneal é lavada com soro fisiológico aquecido e o diafragma é suturado. Por vezes, é necessária uma esternotomia mediana associada. Nos casos de hérnia diafragmática, a abordagem é abdominal ou torácica. O procedimento envolve a redução do conteúdo da hérnia, a ressecção e o encerramento do saco, com ou sem utilização de uma prótese.

IV.6 Evolução e prognóstico [25,47].

As principais complicações associadas ao traumatismo torácico são a insuficiência respiratória, a pneumonia, o desconforto respiratório e a paquipleurite. Estas complicações estão diretamente relacionadas com a gravidade do traumatismo e com as comorbilidades do doente.

Os hemotóraxes podem transformar-se em coágulos, o que, na melhor das hipóteses, resultará em paquipleurite com fibrotórax e, na pior, em pleurisia purulenta. Por último, numa fase posterior, as eventrações diafragmáticas podem ser responsáveis (mais frequentemente à esquerda) pelo estrangulamento do conteúdo digestivo herniado através do diafragma e pela perfuração de um órgão oco no tórax previamente reconhecido.

O pneumotórax com uma fuga de ar significativa (grande ferida pulmonar ou envolvimento direto da traqueobrônquica) pode provocar uma lesão da bomba cardíaca e a morte da pessoa lesada.

A curto prazo, a pneumonia é a complicação mais comum da contusão pulmonar. A longo prazo, os sobreviventes de traumatismos múltiplos com traumatismo torácico apresentam limitação funcional, evidenciada por 70% dos doentes com testes de função respiratória alterados.

O prognóstico vital é previsto por pontuações de gravidade do politrauma. O mais utilizado é o Injury Severity Score ou o seu aьrëдë l'Abbreviate Injury Score (AIS). O AIS determina o prognóstico a curto, médio e longo prazo, bem como a necessidade de ventilação e a sua duração. É usado para classificar os pacientes com trauma em dois grupos:

- I- **1<ISS<16:** LCger a modCrC
- **16 < ISS < 25 :** SCrieux

- **1-25 < ISS < 50** : SCvere
- I- **50 < ISS < 75** : Crítico
- I- **75**= Máximo

O AIS ëvalue o sëvëritë local do trauma. Uma pontuação AIS torácica maior ou igual a 4 define a lesão torácica como sendo pelo menos grave ou mesmo máxima (se maior que 6). A SDRA, uma complicação grave e a principal causa de morte após um traumatismo torácico, foi objeto de um consenso americano-europeu. Trata-se de um score preditivo para a ocorrência e o prognóstico da SDRA. Chama-se Thoracic Trauma Severity Score (TTSS) e varia de 0 a 25.

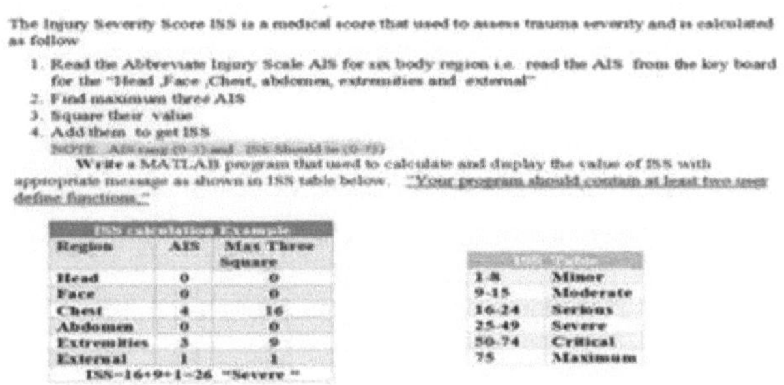

The Injury Severity Score ISS is a medical score that used to assess trauma severity and is calculated as follow

1. Read the Abbreviate Injury Scale AIS for six body region i.e. read the AIS from the key board for the "Head ,Face ,Chest, abdomen, extremities and external"
2. Find maximum three AIS
3. Square their value
4. Add them to get ISS

Write a MATLAB program that used to calculate and display the value of ISS with appropriate message as shown in ISS table below. "Your program should contain at least two user define functions."

Region	AIS	Max Three Square
Head	0	0
Face	0	0
Chest	4	16
Abdomen	0	0
Extremities	3	9
External	1	1
ISS=16+9+1=26 "Severe "		

1-8	Minor
9-15	Moderate
16-24	Serious
25-49	Severe
50-74	Critical
75	Maximum

Figura 11. Pontuações AIS e ISS [48]

Tabela I: Escore de Trauma Revisado (RTS) [51].

RTS (Trauma revisto pontuado)					
Sinais	0	1	2	3	4
Consciência (escala de coma de Glasgow)	3	4-5	6-8	9-12	13-15
Pressão arterial sistólica	0	1-49	50-75	76-89	>89
Taxa de respiração	0	1-5	6-9	>29	10-29

RTS = 0,9368 (GCS) + 0,7326 (BPs) + 0,2908 (RR)

A pontuação mínima = 0, corresponde a uma taxa de sobrevivência = 2,7%.

A pontuação máxima = 7,8408, corresponde a uma taxa de sobrevivência = 99%.

Os doentes feridos com uma pontuação inferior a 4 podem ser transportados imediatamente com a marcação vermelha.

8. Publicações sobre o tema

8.1 No mundo

Em 1989, nos Estados Unidos da América, *Lociero et al* [51], após um estudo retrospetivo de cinco anos, verificaram que os acidentes de viação (48%), seguidos do suicídio (29%) e do homicídio (22%), foram as principais causas de trauma. A taxa de mortalidade global foi de 18%, dos quais 20% foram atribuídos ao traumatismo torácico. O principal mecanismo de lesão foi o fenómeno de aceleração-desaceleração. As lesões torácicas identificadas foram as seguintes: fracturas de costelas (45%), tórax em flocos (5%), pneumotórax (25%), hemotórax (25%), lesões pulmonares (26%). O traumatismo dos membros (46%) foi a lesão associada mais frequente. 150 pacientes (15%) foram submetidos a toracotomia.

Em 2000, nos Estados Unidos da América, *Kulshrestha et al* [13] constataram que 98% das lesões torácicas eram firmes. Verificaram que as fracturas da primeira e segunda costelas (49%), o pneumotórax (20%), a contusão pulmonar (12%) e a lesão de um vaso torácico (6%) eram as principais lesões torácicas. Cerca de 18% dos doentes beneficiaram de drenagem torácica e pouco menos de 7% de toracotomia.

Em 2001, na Bélgica, *Segers et al* [52], após um estudo retrospetivo de 187 doentes, encontraram um rácio de 2,9M:1F entre os sexos e uma idade média de 41,1 anos. Os acidentes de viação (72,2%) e as quedas (17,1%) foram as principais causas de traumatismo torácico. A média do Injury Severity Score foi de 27,5 ±7. O traumatismo torácico foi isolado em 17,6% dos casos. As fracturas de costelas (n=133; 71,1%), a contusão pulmonar (n=110; 58,8%) e o pneumotórax (n=78; 41,17%) foram as principais lesões torácicas. Verificaram que 19 doentes (10,2%) beneficiaram de drenagem torácica e 11 doentes (5%) de toracotomia. O tratamento conservador isolado (61%) foi a principal modalidade de tratamento. A pneumonia (38%) e a síndrome de dificuldade respiratória aguda (7%) foram as duas complicações mais comuns. A taxa de mortalidade foi de 16,6%.

8.2 Em África

Na Etiópia, em 2016, *Getachew et al* [53], na sequência de um estudo transversal descritivo

Num estudo retrospetivo, a prevalência de traumatismo torácico em Addis Abeba foi de 9,5%. A relação entre os sexos foi de 3H/1F e a idade média foi de 28 ±10 anos. Os peões (69%) foram as principais vítimas. O traumatismo dos membros (51%) e o traumatismo craniano (20%) foram as duas principais lesões associadas.

Em 2018, na Nigéria, *Okonta et al* [54], num estudo prospetivo de quatro anos com 126 doentes, encontraram 104 homens (82,5%) e 22 mulheres (17,54%) com um rácio de sexo de 4,7:1. A idade média foi de 40,4 ± 10 anos. O enfisema subcutâneo (n=39; 31%), as fracturas de costelas (n=69; 54,8%), a contusão pulmonar (n=73; 57,9%), o hemotórax (n=26; 20,6%) e o pneumotórax (n=16; 12,7%) foram as principais lesões torácicas. O traumatismo dos membros (n=25; 19,8%), o traumatismo craniomedular (n=17; 13,5%) e o traumatismo abdominal (n=13; 10,3%) foram as lesões associadas mais frequentes. O tratamento conservador foi utilizado isoladamente em 36,5% dos casos e 63,5% dos doentes beneficiaram de drenagem torácica. A principal complicação foi a síndrome de dificuldade respiratória (8,7%).

8.3 Nos Camarões

[er]De 1 de janeiro de 1991 a 31 de dezembro de 2003, no Hospital Central de Yaoundé (HCY), *Chichom et al* [19] efectuaram um estudo retrospetivo de 354 doentes. Destes, 286 eram homens e 68 mulheres, com um rácio de sexo de 4,2:1. A idade média foi de 41,9±16,3 anos. Os acidentes de viação (63,6%) foram a causa mais frequente de traumatismo torácico. As principais lesões torácicas foram as fracturas de costelas (n=178 ;50,5%), o hemotórax (n=137 ;38,7%) e o pneumotórax (n=48 ;13,5%). O traumatismo dos membros (n=119 ;33,6%) e o neurotraumatismo (n=87 ;24,6%) representaram as duas primeiras lesões associadas. As modalidades de tratamento foram, respetivamente, o tratamento conservador isolado em 164 doentes (46,3%), a drenagem torácica em 164 doentes (46,3%) e a toracotomia em 51 doentes (14,4%). A taxa de mortalidade global foi de 7,6%.

No CHUY, *ZOA et al* [55], na sua dissertação final, observaram que, dos 31 doentes estudados, o rácio entre os sexos era de quatro homens para uma mulher. A idade média foi de 31,92±12,74 anos. A ocupação mais comum foi a de estudante (18,92%). A frequência hospitalar de trauma torácico foi de 7,85% em 2016 e 7,53% em 2017. As circunstâncias de ocorrência foram dominadas por acidentes rodoviários (48,65%). As contusões pulmonares (48,65%) foram as lesões mais frequentes e o politraumatismo foi encontrado em 6 pacientes (12%). O tratamento conservador combinado com drenagem torácica (91,9%) foi a principal modalidade de tratamento. A toracotomia foi realizada em 16,2% dos casos. Não foram registados óbitos.

V- METODOLOGIA

V.1 Tipo de estudo

Trata-se de um estudo transversal descritivo com coleta de dados retrospetiva.

V.2 Locais de estudo

V.2.1 Descrição do Centro de Emergência de Yaoundé (CURY)

Este é um hospital de segunda categoria criado em 2015. Está situado no bairro MESSA, no 2.º distrito de Yaoundé. Faz fronteira com o hospital central de Yaoundé e fica em frente a este último, sede do Programa Alargado de Imunização (PAI). O centro é especializado na gestão de urgências e na transferência de doentes para outros hospitais para tratamento posterior. Tem uma capacidade de cinquenta camas, que pode ser alargada a cem. Emprega cerca de duzentos e cinquenta e seis pessoas, incluindo médicos de clínica geral, enfermeiros, vários especialistas (um cirurgião torácico, cirurgiões viscerais, neurocirurgiões, internistas, anestesistas, etc.), pessoal paramédico e administrativo. É composto por várias unidades diferentes, incluindo as unidades de trauma e de não trauma, a área de cuidados primários, as enfermarias hospitalares, a unidade de cuidados intensivos, os arquivos e outras subunidades.

V.2.2 Descrição do Hospital Universitário de Yaoundé (CHUY)

O Centre Hospitalier Universitaire de Yaounde está situado na cidade de Yaounde, num bairro do 6.º distrito chamado MELEN, num local chamado TOTAL MELEN. Trata-se de um hospital universitário de primeira categoria. Abrange todas as principais especialidades médicas. O serviço de urgências é a porta de entrada de todos os pacientes no CHUY, é um serviço médico-cirúrgico e inclui uma sala de esfregaço e uma pequena cirurgia. O serviço tem uma capacidade de 4 camas, duas salas de observação, a primeira das quais com 3 camas (atualmente não operacional) e a segunda com 8 camas. É um dos principais hospitais onde os estudantes de medicina efectuam o seu estágio clínico. A unidade cirúrgica do hospital é composta por cinco enfermarias: duas enfermarias de internamento, uma enfermaria, um gabinete para o enfermeiro-chefe e um gabinete para os residentes de cada enfermaria.

V.3. Duração e período do estudo

O nosso estudo abrangeu um período de 7 meses, de 1 de janeiro de 2021 a 30 de junho de 2021. [er]O nosso período de estudo foi de 1 de janeiro de 2016 a 31 de dezembro de 2020.

V.4. População do estudo

V .4.1-população de origem

Consistia em todos os processos de doentes traumatizados de todos os tipos, de 1 de janeiro de 2016 a 31 de dezembro de 2020, no CURY e no CHUY.

V .4.2-População-alvo

Foi constituído por todos os registos de doentes que apresentavam pelo menos uma lesão torácica pós-traumática suspeitada clinicamente ou detectada em imagiologia torácica durante o período de estudo.

V .4.3- Critérios de inclusão

Foram incluídos no nosso estudo,

Registos de pacientes hospitalizados por uma lesão torácica pós-traumática clinicamente suspeita ou descoberta após imagiologia torácica dos 1's de entrada ou durante a sua hospitalização durante o período de estudo.

V.4.4-Critérios de não-inclusão

- Pacientes cujos registos não incluíam informações sobre idade, sexo, causa do traumatismo, mecanismo de lesão, natureza da lesão torácica ou modalidades de tratamento.
- Registos de doentes que receberam alta contra indicação médica

V.5-Amostragem

V.5.1 Método de amostragem

A nossa amostra foi aleatória e não exaustiva.

V.5.2 Dimensão mínima da amostra

A fórmula que utilizámos para calcular a dimensão mínima da amostra foi a fórmula **Cochrane** [55] :

$$n = \frac{\left(Z\,1-\frac{\alpha}{2}\right)^2 x\, p\, x\, (1-p)}{e^2}$$

n = dimensão mínima da amostra

Z 1-a/2 = abcissa da curva de distribuição normal cujo valor da área sob a curva corresponde ao nível de confiança dtsirt. Para um nível de confiança de 95% e uma margem de erro de 5%, como йxëe convencionalmente na pesquisa santë, esse valor é 1,96.

P = prevalência de Гёуёпетеп!: ëtudië na população que é 1^estudada.

De acordo com Getachew et al. na Etiópia, em 2016, as lesões torácicas representaram 9,5% de todas as lesões [53].

Aplicação numérica:

$$N = \frac{(1{,}96)^2 x\, 0{,}095\, x\, (1-0{,}095)}{0{,}05^2}$$

N=330,028156 ou aproximadamente 330.

Obtivemos então uma amostra mínima de 330 registos de doentes.

V.6. Variáveis do estudo

> **Dados sócio-demográficos:** idade, sexo, profissão, apólice de seguro.

> **Dados clínicos :** Local do incidente, existência de uma noção de rëfërence, tempo dëlong antes da paragem hospitalar, causa do traumatismo, mëcanismo tesional, tipo de traumatismo, comorbilidade^, workup primário (ëlяl das vias aëriais, pressão arërial, frequência respiratória, frequência cardíaca, pontuação de coma de Glasgow, saturação de oxigénio), natureza da lesão torácica e lesões associadas, local com a pontuação AIS mais elevada, pontuação AIS torácica, pontuação ISS.

> **Dados paraclínicos:** radiografia do tórax e relatório, tomografia computorizada torácica e relatório, ecografia torácica (modo e relatório), broncoscopia e relatório, outros exames funcionais/morfológicos e relatório, nível de lK'moglobina, nível de creatinina.

> **Informações terapêuticas :** Medidas de reanimação (enchimento vascular, ventilação, oxigenoterapia, massagem cardíaca externa, fármacos vasopressivos, cardiotónicos, transfusão de sangue), kiiK'sithK'rapy respiratório, transfusão, analgesia (tipo, nível, via de administração), profilaxia antibiótica e antibióticos utilizados, corticoterapia, proteção gástrica, tipos de cirurgia (toracotomia, sutura parietal, outra), indicação de toracotomia, drenagem torácica (tipo, local de inserção, tempo de remoção), exsuflação.

> **Dados prognósticos:** duração do internamento hospitalar, complicações após tratamento conservador (pneumonia, ARDS), complicações pós-operatórias (hemorragia secundária,

sépsis parietal, empiema, reintervenções, paragem cardíaca), prognóstico vital (sobrevivência ou dëcës).

> **Avaliação da associação entre variáveis e modalidades específicas de tratamento:** Um valor de $p<0,05$ ë1эк é considerado uma associação estatisticamente significativa e, nestes casos, os Odd Ratios (ORs) têm ë1ë dëterminës.

A frequência de admissões de emergência por trauma torácico por ano foi calculada de acordo com a seguinte fórmula:

Número de doentes com pelo menos uma lesão pós-traumática do tórax durante um ano
Número total de doentes admitidos nos serviços de urgência por todos os tipos de traumatismos durante um ano

n = - *N*

V.7. Equipamento

O material necessário para o nosso estudo incluiu o seguinte para a recolha e análise dos dados recolhidos:

V.7.1. Equipamento de registo

- Uma ficha de dados a preencher pelo investigador. Esta ficha conterá dados sobre a idade do doente, o sexo, o mecanismo de teste, o tratamento primário, o tratamento de teste, os resultados dos exames morfológicos efectuados, os métodos de tratamento, a evolução do doente e a duração da hospitalização.
- Dois registos: um para cada hospital
- Uma calculadora científica
- Três esferográficas azuis e vermelhas
- Quatro lápis 2B
- Uma borracha
- Uma resma de papel A4
- Um computador portátil e um telemóvel

V.7.2 Equipamento de análise de dados

- Microsoft Word e Excel
- Ferramentas estatísticas (SPSS versão 23.0, CS Pro 7.6.0 e MS Excel 2019)

V.8. Procedimento de recolha de dados e análise estatística

Recolhemos e analisámos os dados de acordo com as seguintes ë fases:

- **Etapa 1:** Durante todo o mês de fevereiro de 2021, visitámos o serviço de urgência do Hospital Universitário de Yaoundé. [er]Durante a primeira semana, organizámos os processos dos pacientes traumatizados com pelo menos uma lesão torácica no período de 1 de janeiro de 2016 a 31 de dezembro de 2020. Durante as outras três semanas, registámos os dados recolhidos na nossa folha de dados.
- **Etapa 2:** Durante os meses de março, abril e maio de 2021, deslocámo-nos ao serviço de urgência do Centro de Urgência de Yaoundé. Durante a primeira semana, ordenámos os registos dos pacientes traumatizados com pelo menos uma lesão torácica no período de 1 de janeiro de 2016 a 31 de dezembro de 2020. Durante as semanas seguintes, registámos os dados recolhidos na nossa folha de dados.
- **Fase 3:** De 1 de junho a 21 de junho de 2021, analisámos os dados utilizando o software SPSS 23.0 a partir da base de dados criada com o software CsPro 7.6. Em primeiro lugar, a análise foi univariada (números e frequências). De seguida, foi bivariada (cálculo de p-value e

OR). Finalmente, foi utilizada a regressão logística binária para procurar factores associados independentes (valor de p ajustado e cálculos de OR ajustados).

❖ **Fase 4:** De 21 de junho a 10 de julho de 2021, compilámos os resultados sob a forma de tabelas e gráficos em MS Word e MS Excel 2019.

V.9. Divulgação dos resultados

Os resultados e as conclusões do nosso estudo serão divulgados ao grande público através das redes sociais e da imprensa escrita.

V.10. Definição de termos operacionais

❖ **Traumatismo torácico:** lesão da parede torácica ou de um órgão intratorácico [1].

❖ **Politraumatismo**: presença de, pelo menos, duas lesões físicas ou de sistemas de órgãos, uma das quais pode ser potencialmente fatal, levando a disfunção física, cognitiva ou psicossocial e incapacidade funcional [2].

❖ **Trauma penetrante do tórax:** Lesão aberta limitada superiormente pelo pescoço e inferiormente pelo rebordo costal inferior com efração da prega parietal [25].

❖ **Trauma firme no tórax:** Lesão da parede torácica ou de um órgão intratorácico sem invasão do plevre pariëtal [25].

❖ **Hemotórax:** derrame de sangue no espaço pleural [25].

❖ **Pneumotórax**: derrame aéreo no espaço pleural [25].

❖ **Drenagem torácica:** Evacuação do líquido pleural de natureza, volume e/ou aspeto anormais por meio de um dreno ркcë num espaço pleural [25].

❖ **Odd Ratio (OR):** Rácio entre as probabilidades de um ëvënement ocorrer a um grupo A de indivíduos, por exemplo uma doença, e a do mesmo ëvënement ocorrer a um grupo B de indivíduos [47].

❖ **Síndrome de dificuldade respiratória aguda (SDRA):** Processo inflamatório que afecta as vias aéreas levando a edema pulmonar lesional caracterizado por insuficiência respiratória crónica com duração inferior a uma semana, opacidades alvéolo-intersticiais bilaterais visíveis na imagem do tórax, hipoxemia profunda (relação PaO2/FiO2 inferior ou igual a 300 mmHg) e envolvimento hidrostático ausente ou mínimo [49].

❖ **Contusão torácica simples:** Existência de uma noção de choque na parede torácica com baixa transferência de energia (trauma de velocidade reduzida, sem onda de choque), dor torácica de intensidade ^ ЫДёre um modërëe sem taquip^e ou outra tesão no exame clínico [57].

V .9. Considerações éticas

Obtivemos autorização ética após a apresentação deste trabalho ao Com^ d'Ethique Institutionnel de la recherche pour de la santë humaine de l'universte de Douala (CEI-UDo). Depois, na sequência de pedidos, os diretores dos dois hospitais de estudo concederam-nos autorizações de investigação. E, em conformidade com o código de Nuremberga (1996) e a Declaração de Helsínquia (2013), o nosso estudo foi realizado no estrito respeito pela dignidade, sem interferir com o acompanhamento dos doentes.

VI - RESULTADOS

De 1 de janeiro de 2016 a 31 de dezembro de 2020, **17275** pacientes ële reguilaram nos serviços de emergência de CURY e CHUY combiires, incluindo **11761** para trauma indëpendent de localização.

Estes incluem:

> **1785** tinham pelo menos uma lesão torácica pós-traumática.

> **965** doentes tinham registos médicos com dados em falta
dados anamnésicos ou de gestão utilizáveis

> **462** doentes abandonaram o hospital contra indicação médica.

> **358** doentes, que cumpriam todos os nossos critérios de inclusão e para os quais foi possível

Os ficheiros introduzidos no nosso estudo foram ë1.ë.

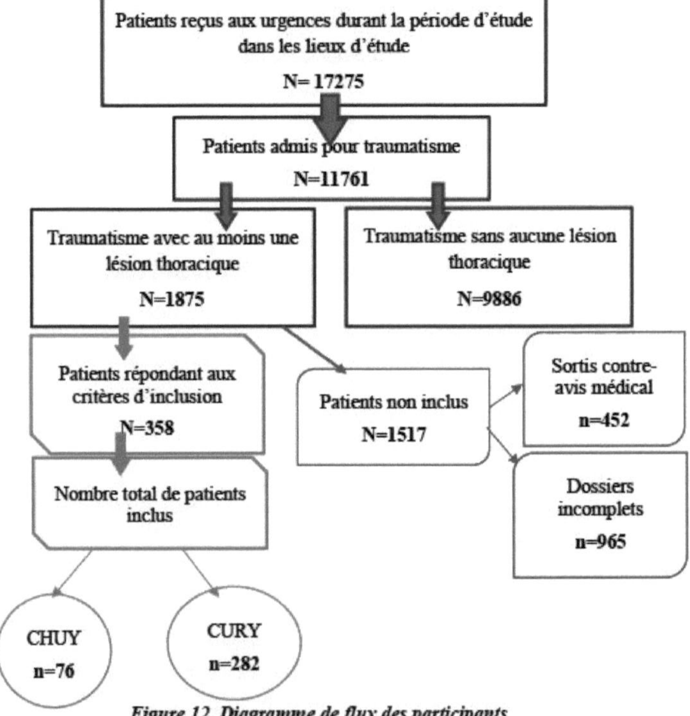

Figure 12. Diagramme de flux des participants

Figura 12. Diagrama de fluxo dos participantes

VI.1 Perfil epidemiológico da nossa população de estudo

VI.1.1 Caraterísticas sócio-demográficas

Tínhamos coШдё 358 ficheiros de doentes, dos quais 296 eram homens e 62 eram mulheres, ou seja
uma relação sexual de 5H/1F.

A idade mëdiana ëик de 30 [23-40] anos e extremos de 1 e 96 anos.

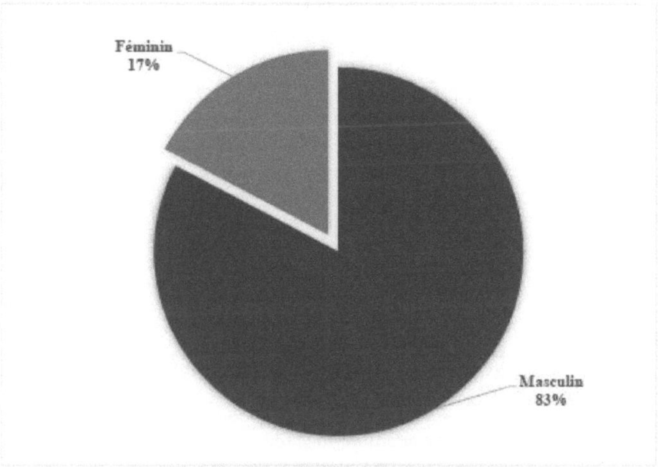

Figura 13. Distribuição dos doentes por género

O grupo etário dos 20-40 anos (n=215; 60,1%) foi o mais representado (Figura 19).

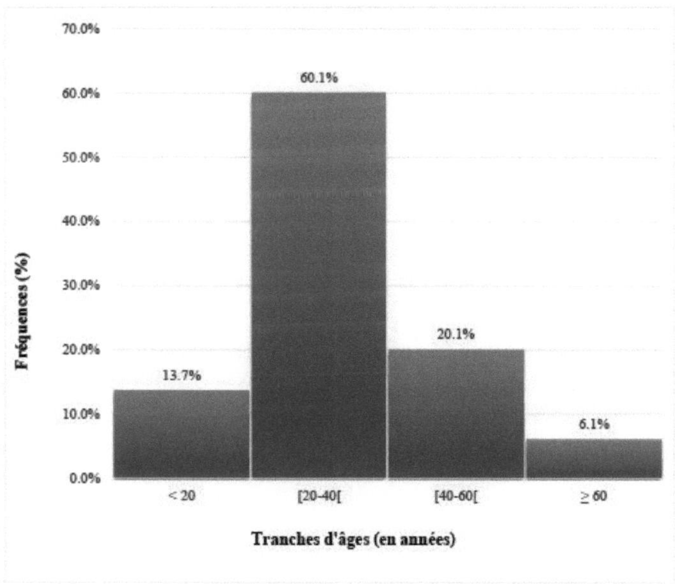

Figure 14. Repartição dos doentes por grupo etário (em anos)

O sector informal (58,4%) foi o sector profissional mais comum.
A maioria dos doentes não tinha seguro de saúde (ver Quadro II).

Quadro II: Repartição por profissão e apólice de seguro

Variáveis	Números (N=358)	Percentagens (%)
Profissão		
Setor informal	209	**58,4**
Estudante	43	12,0
Setor privado	37	10,3
Funcionário público	27	7,5
Estudante	17	4,8
Reforma	15	4,2
Nenhuma profissão	10	2,8
Apólice de seguro	23	**6,4**

VI.1.2 Frequência anual de traumatismos torácicos nos serviços de urgência dos locais de estudo.

Para efetuar os cálculos, utilizámos a seguinte fórmula
Número de doentes com pelo menos uma lesão pós-traumática do tórax num ano n Número total de doentes admitidos nos serviços de urgência por todos os tipos de traumatismos num ano N
A frequência média global de lesões torácicas foi de 16,5%, com um pico em 2019 (24,4%).
A frequência dos traumatismos torácicos foi mais elevada no CURY do que no CHUY em todos os anos do estudo, exceto em 2016, como mostra a figura acima.

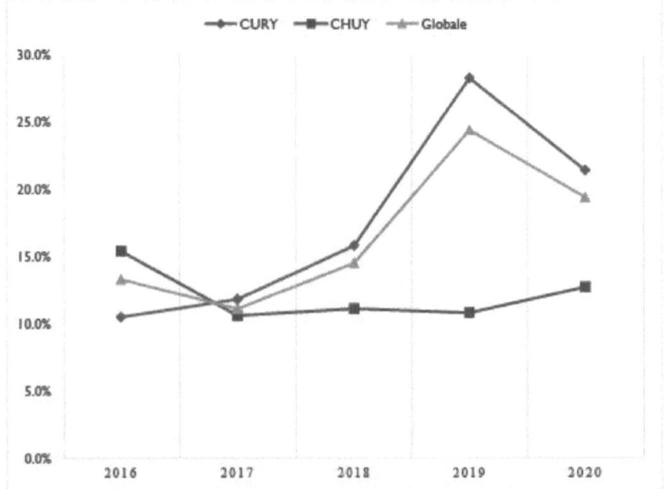

Figura 15. Frequência de traumatismo torácico por ano de 2016 a 2020 (N=358)

VI.2 Perfis clínicos e paraclínicos das vítimas

VI.2.1. Caraterísticas clínicas

A grande maioria dos incidentes teve lugar em Yaoundë (91,0%). Transporte não medicalizado
(93,6%) foi a mais frequente.
A hipertensão arterial (55,7%) foi a comorbilidade mais frequente.

Quadro III: Repartição das vítimas em função do contexto do transporte e da comorbilidades

Variáveis	Números (N=358)	Percentagens (%)
Local do incidente		
Yaoundé	326	**91.0**
A menos de 100 km de Yaoundé	16	4.5
A 100 km ou mais de Yaoundé	16	4.5
Número de pacientes encaminhados	64	**17,9**
Meios de transporte		
Não médico	335	**93,6**
Medicalizar	23	6,4
Comorbilidades	88	**24,5**
Hipertensão arterial	49	**55,7**
Alcoolismo superior a 40g por dia	23	26,1
Diabetes	12	13,6
Fumar	10	8,8
Epigastralgia	4	4,5
IRC[1]	1	1,1
VIH[2]	1	1,1
Gravidez	1	1,1

As vítimas recorreram mais frequentemente (59,5%) ao serviço de urgência menos de 3 horas após a ocorrência do traumatismo.

O tempo mëdiano entre o momento do trauma e a chegada à emergência ëlaк **de 2[1-4] horas** e extremos de **1** e **800 horas**.

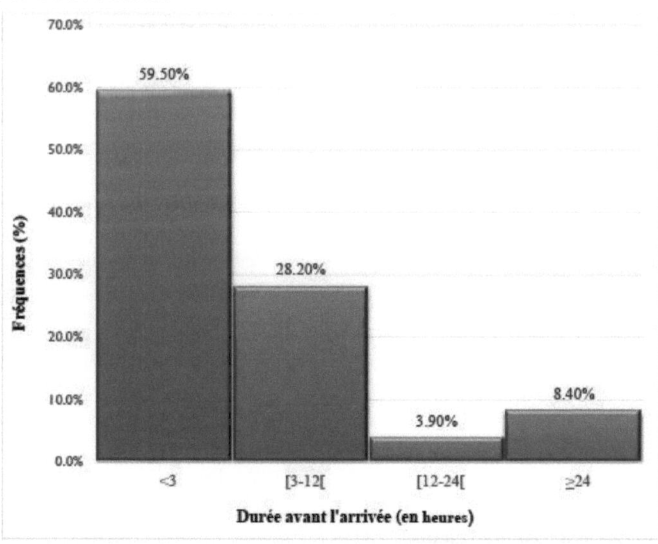

Figura 16. Distribuição dos doentes por período de tempo até à chegada ao serviço de

[1]=Insuficiência respiratória crónica

[2]=Vírus da Imunodeficiência Humana

urgência (N=358)

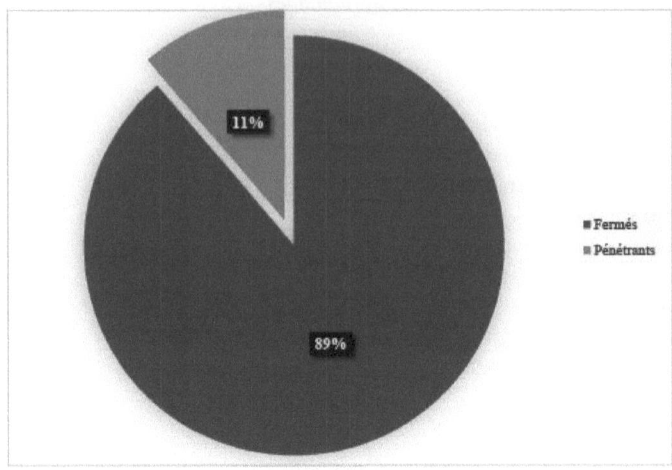

Figura 17. Distribuição dos doentes por tipo de traumatismo (N=358)

A maioria das lesões torácicas eram firmes (89%).

Os acidentes de viação (60,3%) foram a causa mais frequente.

Os acidentes com motociclos (62,0%) foram os mais frequentes.

Quadro IV: Repartição dos doentes de acordo com as circunstâncias do início da doença

Variáveis	Número (N=358)	Percentagem (%)
Causas de traumatismo		
Acidente de viação	216	**60,3**
Agressão/direitos	61	**17,0**
Acidente doméstico	51	**14,2**
Acidente de trabalho	20	5,6
Tentativa de suicídio	7	2,0
Outros	3	0,9
Tipo de acidente rodoviário (n=216)		
Vëhicle-vëhicle	130	**60,3**
Apenas o veículo	48	22,0
Vëículo-piëton	38	17,7
Tipo de veículo danificado (n=216)		
Motos	134	**62,0**
Automóvel	59	27,3
Camião	15	7,0
Autocarro	8	3,7
Posição do doente em caso de veículo-veículo (n=130)		
Passageiros	72	**55,4**
Condutor	58	44,6

*Outros=Acidente desportivo e justiça popular

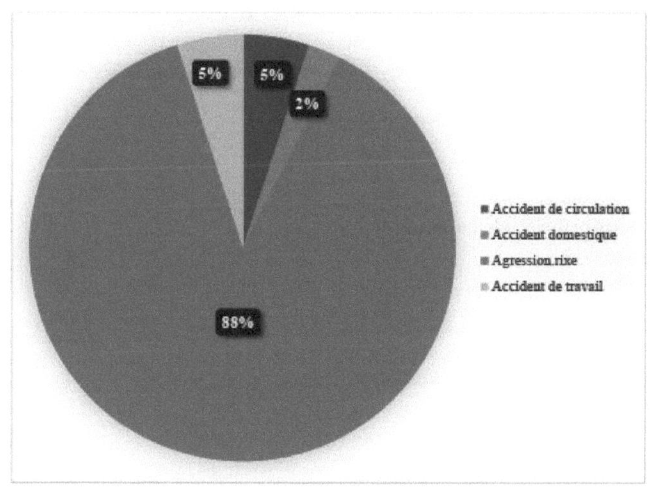

Figura 18. Repartição das causas do traumatismo penetrante (n=40)

As facadas foram a principal causa de ferimentos na cabeça (cf. Figura 22).

Dĕcĕlĕration (48,3%) ĕlɯl: o mĕcaɯsm tesional mais frequente.

O punhal (86,3%) ĕlɯl: 1 arma de esfaqueamento mais frequente тспттёе.

Tableau V: Repartição das vítimas por mecanismo de lesão

Variáveis	Números (N=358)	Percentagens (%)
Mecanismos de lesão		
Dĕcĕlĕration	173	**48,3**
Arma branca	51	14,2
Compressão	46	12,8
Gota	33	9,2
Ingestão de produtos cáusticos	19	5,3
Acertos	13	3,6
Inalação de um corpo estranho	9	2,6
Arma de fogo	5	1,4
Outros	9	2,6
Tipo de faca (n=51)		
Punhal	44	**86,3**
Cacos de garrafa	4	7,8
Machete	2	3,9
Cacos de vidro	1	2,0
Natureza do corpo estranho (n=9)		
Monóxido de carbono	5	**55,6**
Alimentação	3	33,3
Objeto	1	11,1

*Outros=Queima, ĕlectrificação, lacĕração, ĕaposentadoria.

A maioria dos doentes tinha as vias auriculares desobstruídas (92%).

O choque foi observado em 10,3% dos doentes.

Tableau VI: Caraterísticas dos parâmetros do balanço primário

Variáveis	Números (N=358)	Percentagens (%)
Vias aéreas		
Grátis	329	**91,9**
Obstruído	29	8,1
Frequência respiratória (ciclos/minuto)		
<12	5	1,4
[12-21[	64	17,9
[21-30[	179	50,0
>30	110	30,7
Frequência cardíaca (batimentos/minuto)		
<60	8	2,2
[60-100[	142	39,7
[100-120[	141	39,4
>120	67	18,7
Pressão arterial sistólica (mmHg)		
<90	38	**10,6**
[90-130[	144	40,2
[130-140[	73	20,4
>140	103	28,8
Pontuação de Glasgow		
3 a 8	17	4,7
9 a 12	18	5,1
13 a 15	323	**90,2**
Saturação de oxigénio (%)		
<80	22	6,1
[80-90[	23	6,4
[90-96[	93	26,0
>96	220	61,5

O Revised Trauma Score (RTS) mëdiano **foi de 7,84** com um intervalo interquartil [7,557,84] e extremos variando **de 1,96** a **7,84**.

Tableau VII: Repartição do saldo primário em função dos parâmetros de tendência central

Variáveis	Média (±ET)	Mediana (IIQ)	Mín-Máx
Frequência respiratória (em ciclos/minuto)	-	26,0 (22,0-31,5)	4-88
Frequência cardíaca (batimentos/minuto)	-	102,0 (89,0-114,0)	32-191
Pressão arterial sistólica (mmHg)	-	129,0 (114,0-141,0)	40-206
Pontuação de coma de Glasgow	-	15,0 (15,0-15,0)	3-15
Saturação de oxigénio (%)	-	96,0 (94,0-98,0)	33-99
Pontuação Revisada de Trauma (RTS)	-	7,84 (7,55-7,84)	1,96-7,84

Os cistos torácicos ëtendiam a ser solteiros (70,1%).

A contusão pulmonar (65,3%) ë- foi a lesão torácica mais comum.

Quadro VIII: Caraterísticas das lesões torácicas

Variáveis	Números (N=358)	Percentagens (%)
Número de lesões torácicas		
Único	251	**70,1**
Múltiplos	107	29,9
Natureza da lesão		
Contusão pulmonar	234	**65,3**
Fracturas das costelas	95	36,8
Contusão torácica simples	83	23,2
I kmotórax	68	19,0
Pneumotórax	41	11,5
Ferida não penetrante	37	10,3
Retalho costal	31	8,7
Emphysëme sub-cuta^	18	5,0
ffisofagite	17	4,7
Lesão do coração*	13	3,6
Lesão traclK'o-brônquica	10	3,58
Hemorragia a^olária	7	2,0
Fratura do esterno	6	1,7
Queimadura das vias respiratórias**	6	1,7
Rutura diafragmática	1	0,3
Rutura da aorta	1	0,3
Outros	4	1,4

*Lësions cardiaques= Contusão do miocárdio, distúrbios do ritmo, distúrbios de condução, tamponamento do përicárdio, enfarte do miocárdio, valvulopatia.

**Bıulure des voies aëriennes=inhalation d'un corps etranger entrainant une perte de substance de la muqueuse des voies aëriennes hautes et basses.

***Outros=contusão cutânea, compressão de um nervo intercostal e abcesso parietal.

O hemotórax (80%) foi a lesão mais frequente após traumatismo penetrante (C.f figura 23).

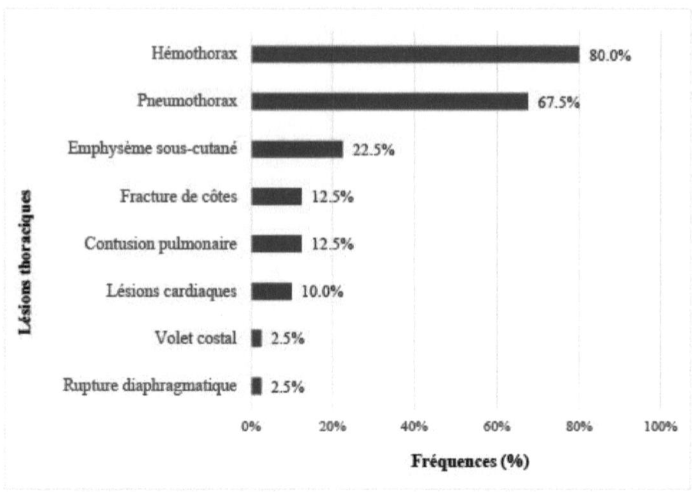

Figura 19. Distribuição das lesões torácicas secundárias a traumatismo penetrante (n=40)

O trauma cranioencefálico (56,6%) foi a lesão associada mais comum. O Injurity Severity Score (ISS) mëdian ëlal1 de **20 [13-41]** e extremos variando de **4** a **75.**
A maioria dos doentes (32,5%) apresentava ISS grave.

Tabela IX: Caraterísticas das lesões associadas e da pontuação de gravidade da lesão

Variáveis	Números (N=358)	Percentagens (%)
Presença de uma lesão associada	**265**	**74,0**
Número de lesões associadas (n=265)		
Uma lesão	156	**58,9**
Duas lesões	76	28,7
Mais de duas lesões	33	12,4
Localização das lesões associadas (n=265)		
Cranioencefálico	**150**	**56,6**
Membro inferior	58	21,9
Abdómen	48	18,1
Membro sénior	55	15,4
Rosto	35	13,2
Bacia	32	12,1
Coluna vertebral	29	10,9
Pescoço	9	3,4
Pontuação da gravidade da lesão (n=265)		
<16*	73	27,5
16 a 24**	67	25,3
25 a 49***	86	32,5
50 a 74****	31	11,7
75*****	8	3,0

*=Leve a moderado
**=Serieux
***=grave

****=Crítica

*****=Maximal

VI.2.2. Caraterísticas paraclínicas

A radiografia normal do tórax (90,5%) foi o exame morfológico mais comum.

Quadro X: Caraterísticas dos exames paraclínicos

Variáveis	**Números (N=358)**	**Percentagens (%)**
Radiografia do tórax	324	**90,5**
Hemograma e fórmula	305	85,2
Medição da creatininemia	113	31,2
Exame do tórax	76	21,2
Ultrassom pleural	45	12,6
Modo eco FAST (n=45)	40	88,9
Endoscopia gastrointestinal superior	10	1,1
Eletrocardiograma	13	19,5
Ecocardiografia	7	3,58
Endoscopia brônquica	4	3,6

VI.3 Métodos de tratamento terapêutico dos traumatismos torácicos e seus resultados

O tratamento médico isolado **(69,9%)** foi a modalidade de tratamento mais comum.

A toracotomia foi efectuada em **7,3%** das vítimas (ver Tabela XII).

Quadro XI: Repartição dos doentes em função dos métodos específicos de tratamento das lesões

Variáveis	**Números (N=358)**	**Percentagens (%)**
Termos e condições		
Tratamento médico isolado	250	**69,9**
Tratamento médico combinado com drenagem pleural	46	12,8
Toracotomia	26	**7,3**
Outros tipos de cirurgia	36	10,0

***Outros** = sutura e corte de feridas, procedimentos per-endoscópicos (remoção de corpos estranhos), drenagem de abcessos, laparotomia (rutura diafragmática).

A letargia persistente (42,3%) foi a indicação mais frequente para toracotomia.

A via postëro-latëral (50,0%) foi a abordagem mais comum.

A ablação pulmonar (69,2%) foi o procedimento cirúrgico mais frequente (ver Tabela XIII).

Quadro XII: Caraterísticas da toracotomia

Variáveis	**Número (n=26)**	**Percentagens (%)**
Indicações para a toracotomia		
Hemotórax persistente	11	**42,3**
Retalho costal instável	9	34,6
Contusão pulmonar maciça	3	11,5
Pneumotórax de compressão	2	**7,7**
Tamponamento pericárdico	1	3,8
Abordagens de toracotomia		
Postero-laterale	13	**50,0**

Antero-lateral	8	30,8
Esternotomia mediana	3	11,6
Clamshell	1	3,8
Semi-casca	1	3,8
Gestos		
Lembretes para os pulmões	18	**69,2**
Fixação costal	9	34,6
Decorticação	2	7,7
Fenestração pericárdica	1	3,8
Drenagem pleural intra-operatória		
Dois drenos	15	57,7
Um dreno	11	42,3

O traumatismo transitório representou 62% das indicações de toracotomia (ver Figura 25).

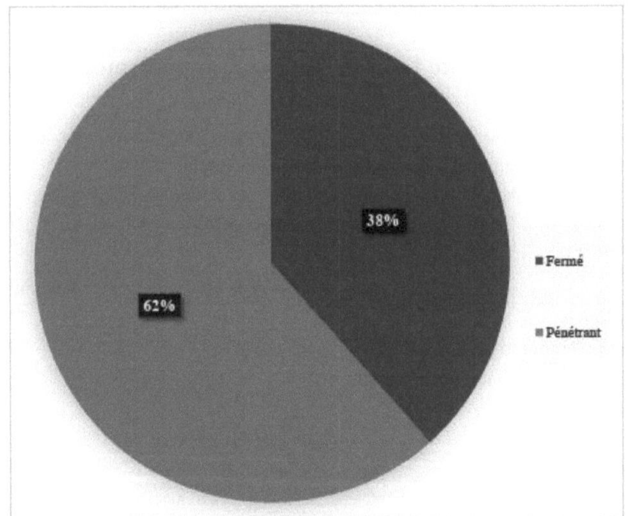

Figura 20: Distribuição das indicações de toracotomia por tipo de traumatismo (n=26)

O tempo médio para a remoção do dreno pleural foi **de 4** [2-7] dias, com extremos variando **de 1** a **34**.

I. O hemotórax abundante (46,4%) foi a primeira indicação para a drenagem pleural (ver Quadro XIV).

Quadro XIII: Caraterísticas da drenagem pleural

Variáveis	Números (n=46)	Percentagens (%)
Métodos de drenagem		
Um dreno	**67**	**81,7**
Dois drenos	15	18,3
Tipos de conjuntos de drenagem		
Apenas debaixo de água	**63**	**76,8**
Aspirar e depois submergir	12	14,6
Apenas vácuo	7	8,6

Indicações de drenagem		
Hemotórax abundante	38	**46,4**
Hemopneumotórax	26	31,7
Pneumotórax abundante	18	21,9
Locais de inserção do dreno		
^{eme}5 espaço intercostal	60	**73,1**
^{eme}6 espaço intercostal	14	17,1
^{eme}4 espaço intercostal	8	9,8
Exsuflação	**20**	**5,6**

A ventilação não-invasiva (58,6%) foi o modo de ventilação mais frequente.

A única modalidade de ventilação invasiva utilizada foi a intubação orotraqueal.

Quadro XIV: Caraterísticas das medidas de reanimação

Variáveis	Números (N=358)	Percentagens (%)
Enchimento vascular	82	22,9
Transfusão de sangue	65	**18,2**
Administração de fármacos vasopressores	20	5,6
Administração de cardiotónicos	15	4,2
Massagem cardíaca externa	5	1,4
Número de pacientes ventilados	99	**27,7**
Modo de ventilação (n=99)		
Não invasivo	58	58,6
Invasivo	41	41,4
Tipo de ventilação invasiva (n=41)		
Intubação orotraqueal	41	**100**
Traclieotomia	0	0
Tipo de ventilação (=99)		
Espontâneo	74	**74,5**
Mecânica	25	25,5

O Tramadol (92,3%) foi o analgésico mais frequentemente utilizado.

Os analgésicos foram mais frequentemente iniciados por injeção (93,2%).

Quadro XV: Caraterísticas do tratamento analgésico

Variáveis	Números (N=358)	Percentagens (%)
Utilização de analgésicos	352	**98,3**
Tipo de analgésico (n=352)		
Tramadol	327	**92,3**
Anti-inflamatório não esteroide	213	60,5
Paracëtamol	210	59,6
№fopam	49	13,9
Morfina	1	0,3
Via de administração (n=352)		
Injetável	**328**	**93,2**
Por ano	24	6,8

A cinesiterapia de incentivo foi mais frequentemente realizada no primeiro dia de hospitalização (55,1%).

Os corticosteróides foram administrados como profilaxia em 16,2% das vítimas (ver Tabela

XVII).

Quadro XVI: Caraterísticas das medidas profilácticas

Variáveis	Números (N=358)	Percentagens (%)
Cinesiterapia de incentivo	**98**	**27,4**
Data de início da cinesiterapia em dias de internamento (n=98)		
Dia 1	54	**55,1**
Dia 2	28	28,6
Dia 3	12	12,3
Dia 4	2	2,0
Dia 5	2	2,0
Proteção gástrica	207	**57,8**
Administração de corticosteróides	58	**16,2**
Profilaxia antibiótica	217	**60,6**

A duração média da hospitalização foi de **3 [1-9]** dias, com extremos que variaram de **0** a **100** dias.

Registaram-se complicações em 94 doentes **(26,3%)**.

A síndrome da angústia respiratória aguda **(43,6%)** ë-foi a complicação mais comum.

Tabela XVII: Distribuição dos pacientes de acordo com o tempo de hospitalização e complicações.

Variáveis	Números (N=358)	Percentagens (%)
Duração da hospitalização em dias		
[0-5[	**208**	**58,1**
[5-12[	97	27,1
12	53	14,8
Complicações	**94**	**26,3**
Natureza das complicações (n=94)		
SDRA*	**41**	**43,6**
Pneumonia/Empyëme	30	31,9
ACR**	10	10,7
Hemorragia secundária	8	8,5
Outros	3	3,2
Rëintervenções	2	2,1

SDRA*=Síndrome da Angústia Respiratória Aguda

ICC**=Paragem cardio-respiratória

Outros***=Arritmia, distúrbios da dëglutição e mëdiastinite.

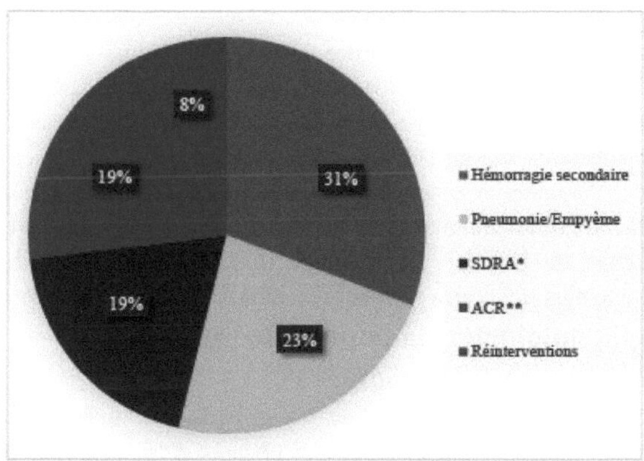

Figura 21. Distribuição das complicações pós-operatórias da toracotomia (n=26)

A hemorragia secundária (31%) foi a complicação mais frequente após a toracotomia (Figura 27).

A taxa de mortalidade global foi de **13,6%.**

A taxa de mortalidade foi mais elevada após a toracotomia (38,5%).

Tabela XVIII: Distribuição dos doentes de acordo com o prognóstico vital

Variáveis	**Números (N=358)**	**Percentagens (%)**
Prognóstico vital dos doentes no final do tratamento		
1'hospitalização (N=358)		
Mortes	**48**	**13,4**
Sobrevivência	310	86,6
Mortalidade por modalidade de tratamento		
Toracotomia (n=26)	10	**38,5**
Tratamento médico combinado com drenagem pleural (n=46)	12	26,0
Apenas tratamento médico (n=250)	25	10,0

VII- DEBATE

O traumatismo torácico é a espinha dorsal dos cuidados de trauma em todo o mundo. A sua incidência continua a aumentar, particularmente na África subsariana. A necessidade de abordar esta questão reside também na sua natureza insidiosa, no seu elevado potencial de dano e na complexidade da sua gestão. Vinte anos após o estudo de *Chichom et al* [19] no Hospital Geral de Yaoundé, o objetivo geral do nosso trabalho foi avaliar os factores associados à gestão atual dos traumatismos torácicos no Hospital Universitário de Yaoundé (CHUY) e no Centro de Urgência de Yaoundé (CURY). Para atingir o nosso objetivo, realizámos um estudo analítico transversal com recolha retrospetiva de dados.

VII.1 Perfil epidemiológico da população estudada

VII.1.1 Caraterísticas sócio-demográficas

Na nossa amostra (N=358), a idade variou de 1 a 96 anos, com uma mediana de 30 (2340) anos, semelhante aos resultados relatados por *Getachew et al* [53] na Etiópia e *Massaga et al* [58] na Tanzânia. Esta mediana foi 10 anos inferior à média encontrada por *Chichom et al* [19] em 2003 no Hospital Geral de Yaounde. Esta diferença pode ser explicada pelo facto de as vítimas com menos de 16 anos não terem sido incluídas no seu estudo.

Verificou-se uma predominância muito clara do sexo masculino (82,7%). Estes resultados são idênticos aos apresentados por *Tomta et al* [59] no Togo e por *Yena et al* [60] no Mali. Muitos autores sugerem que a elevada frequência do grupo etário dos vinte aos quarenta anos se deve à sua maior mobilidade [61].

O sector informal (49,7%) foi o principal sector de atividade profissional. Este resultado está em conformidade com os dados sociodemográficos do relatório do Banco Africano de Desenvolvimento (BAD) sobre os Camarões em 2018 [62]. Acidentes com motociclos foram as circunstâncias mais frequentes de ocorrência, tal como observado por *Tomta et al* [59] no Togo.

Muito poucos doentes (6,4%) tinham subscrito uma apólice de seguro. Isto pode ser explicado pela presença de quatro vezes mais funcionários públicos activos ou reformados na nossa amostra do que na população em geral [62]. Na Grécia, em 2000, *Sanidas et al* [63] encontraram uma cobertura de seguro de 73,6%. Este estado de coisas cria uma clara disparidade norte-sul na qualidade dos cuidados prestados aos doentes.

VII.1.2 Frequência dos traumatismos torácicos por ano

A frequência de traumatismos torácicos (em comparação com outros traumatismos) em 2016 (13,3%) foi idêntica à registada por *Ludwig et al* [18] na Alemanha. Na Etiópia, *Getachew et al* [53] mostraram uma frequência de 10% em 2016. Esta enorme diferença pode ser explicada pela não inclusão no seu estudo de doentes com contusão torácica simples. A frequência média global (16,5%) no nosso estudo é semelhante às frequências médias anuais de estudos europeus recentes [46].

Em 2016, a frequência de traumatismos torácicos ëlэк mais ëlevëe no Centre Hospitalier et Universitaire (CHUY) do que no Centre des Urgences de Yaoundë (CURY). Esta constatação pode estar relacionada com o facto de, em 2016, o CURY estar apenas no seu primeiro ano de existência e ser ainda më conhecido pela população. Em todos os outros anos, esta frequência ëlэ11 cada vez mais ëlevëe no CURY do que no CHUY. Este facto pode ser explicado pelos trabalhos de renovação em curso no CHUY desde 2017, que estão a limitar a sua capacidade de receber doentes.

O relatório do Banco Mundial de 2020 sobre os Camarões nos últimos vinte anos mostrou um pico na incidência de acidentes rodoviários em 2019 [64]. Isto poderia, por conseguinte, justificar o pico da frequência dos traumatismos torácicos em 2019. A diminuição da frequência entre 2019 (24,4 %) e 2020 (19,4 %) poderia dever-se à ocorrência da pandemia SARS-Cov 2, que teve por efeito reduzir a mobilidade das pessoas e, por conseguinte, o número de acidentes rodoviários em 2020.

VII.2 Perfis clínicos e paraclínicos

VII.2.1 Caraterísticas clínicas

V II.2.2.1 Caraterísticas anamnésticas

O tempo médio para a chegada à emergência no nosso estudo foi semelhante ao demonstrado por *Ogunrombi et al* [65] na Nigéria em 2012.

Os acidentes de viação e os esfaqueamentos foram as principais causas, respetivamente, de traumatismo por pënëtransplante, tal como na maioria dos países do mundo [12,46,58]. No entanto, *Yabre et al* [66] no Burkina Faso e *Ali et al* [67] na Nigéria mostraram que os ferimentos por arma de fogo eram a principal causa de traumatismo pënëtrico nos seus países. É de notar que estes dois países da África Ocidental enfrentam regularmente ataques terroristas e/ou a existência de focos de conflito intercomunitário em que as armas de fogo são frequentemente utilizadas.

Os acidentes de mota (62,3%) foram a principal causa dos acidentes de viação. Esta constatação repete-se na maioria dos países africanos e ocidentais [13,54,59,60]. Os passageiros são mais frequentemente afectados, como demonstrado por *Okonta et al* [54] na Nigéria e *Tomta et al* [59] no Togo.

A frequência de comorbilidades na nossa amostra foi cinco vezes superior à relatada por *Lema et al* [68] na Tanzânia. É de notar que certas condições como a hipertensão arterial e o tabagismo crónico, que podem piorar o prognóstico das lesões torácicas, não foram tidas em conta no seu estudo. No entanto, a hipertensão arterial foi a principal comorbilidade na nossa população de estudo.

V II.2.2.2 Caraterísticas do saldo primário

A mediana do Revised Trauma Score (RTS) foi de 7,84, enquanto *Lema et al* [68] encontrou um valor de 7,61. Esta discrepância de valores pode dever-se à menor dimensão da sua amostra (N=150). A frequência de pacientes em choque (10%) foi três vezes menor do que no estudo de *Emircan et al* [69] na Turquia. Esta diferença pode dever-se ao facto de, no seu estudo, a maioria dos doentes ter sido levada para as urgências nos trinta minutos seguintes ao incidente. No entanto, no nosso contexto, a maioria das vítimas gravemente feridas morre no local do acidente [19].

V II.2.2.3 Caraterísticas das lesões torácicas e associadas

O traumatismo torácico firme foi largamente predominante, como em muitas séries [13,18,19,58]. No entanto, *Yena et al* [60] no Mali e *Adegboye et al* [70] na Nigéria mostraram uma predominância de traumas penetrantes. Esta diferença pode dever-se à presença de facções terroristas e a conflitos intercomunitários recorrentes nestes países.

A contusão pulmonar (65,4%) foi a lesão torácica mais frequente após um traumatismo firme. No estudo de *Chichom et al* [19] em Yaounde em 2003, predominaram as fracturas de costelas. Esta diferença pode ser explicada pelo facto de a nossa população de estudo ser muito mais jovem do que a deles. No entanto, devido à grande elasticidade das costelas no indivíduo jovem, quanto mais jovem for uma pessoa, mais provável é que apresente uma contusão pulmonar em vez de uma fratura de costela [29]. Os pacientes com fracturas de costelas tinham frequentemente menos de três costelas fracturadas, como demonstrado por *Tomta et al* [60] no Togo e *Demirrhan et al* [71] na Turquia.

O retalho costal (9,8%) teve uma frequência idêntica à encontrada por *Bouchhab et al [72]* em Marrocos e o dobro da encontrada por *Okugbo et al* [73] na Nigéria. Esta diferença poderia ser explicada pela predominância de pë^^яга trauma no seu ëtude. I.'liemopneumotliorax (67,5%) ëlэк a lesão torácica mais frequente após trauma pënëtrant como refletido por *Chichom et al.* [19] no Hospital Geral de Yaoundë e *Massaga et al.* [58] na Tanzânia.

As lesões cranioencefálicas foram as lesões associadas mais frequentes, como na maioria das séries, tanto ocidentais como africanas [13, 18, 19, 58, 74, 75]. *Chichom et al* [19] encontraram um Injury Severity Score mëdiano significativamente mais baixo (16,9) do que no nosso estudo. Isto pode ser explicado pelo facto de não terem incluído vítimas de trauma balístico. No entanto, estas são responsáveis por lesões muito graves [46].

VII.2.2 Caraterísticas paraclínicas

A radiografia de tórax padrão e a tomografia computadorizada tiveram freqüências semelhantes às mostradas por *Chichom etal.* [19] no Hospital Geral em 2003. A ecografia torácica foi raramente solicitada no nosso estudo, tal como observado por *Chichom et al* [19]. Em nosso estudo, o ultrassom torácico foi mais eficaz no diagnóstico de pneumotórax e hemotórax do que a radiografia de tórax, como demonstrado por McEwan *et al.* após uma análise quantitativa [76].

VII.3. Gestão terapêutica e resultados

VII.3.1 Modalidades de pagamento

VII.3.1.1 Tratamento específico

O tratamento médico isolado é a modalidade de tratamento mais comum (69,9%), como encontrado por muitos autores [18,19,54,60,68]. A nossa frequência de toracotomia (7,3%) é metade da relatada por *Chichom et al* [19] no Hopital Gënëral em Yaoundë em 2003. Isto poderia ser explicado pela atual indisponibilidade de circulação extracorporal (CEC) nos nossos dois locais de estudo, tornando a cirurgia impossível onde é essencial. Durante o período de estudo, no entanto, estava funcional.

A hemorragia persistente, apesar do tratamento médico combinado com a drenagem pleural, representou a principal indicação para toracotomia, como em muitos países [67,70,73]. A toracotomia pela via de ëtomia pós-ro-latëral foi a mais frequentemente praticada, conforme observado por *Ali et*

al. [67] na Nigéria. A via ântero-lateral foi a mais freqüente no estudo de *Anisuzzaman et al* [78], em Bangladesh. Segundo *Ludwig et al* [18], a toracotomia póstero-lateral tem a vantagem de reduzir o risco de lesão acidental de órgãos intra-torácicos. No entanto, de acordo com *Heus et al* [79], em caso de traumatismo de um órgão do mediastino anterior, deve preferir-se a toracotomia antero-lateral. Consistente com os achados de *Chichom et al* [19], a ressecção pulmonar foi o procedimento cirúrgico mais freqüentemente realizado em nosso estudo.

O hemotórax volumoso (46,4%) foi a primeira indicação de drenagem pleural, como demonstrado por *Chichom et al.* [19] e inúmeras séries [13,14,25,29,58,59,64]. O sistema de drenagem subaquática em circuito fechado (77%) foi o mais utilizado, como demonstrado por vários estudos realizados em condições semelhantes às nossas [58,67,73]. Todos os pacientes nos quais foi utilizada a drenagem dupla foram submetidos à toracotomia, como relatado por

Ogunrombi et al [65] na Nigéria. Os drenos foram geralmente inseridos na intersecção do quinto espaço intercostal e da linha axilar média, conforme relatado por *Ngo Nonga et al* [39] em Yaounde e *Ali et al* [67] na Nigéria. De acordo com *Ali et al* [67], o local de inserção do dreno torácico deve depender da natureza do derrame, da sua densidade e da posição de conforto do doente. Assim, de acordo com os mesmos autores, devido à densidade do sangue, a inserção do dreno no quarto espaço intercostal em caso de hemotórax reduziria a sua eficácia; por outro lado, a colocação do dreno no sexto espaço intercostal se houver um componente de ar no derrame também reduziria a sua eficácia [67].

VII.3.1.2 Medidas de carácter geral

Verificámos que um quarto dos doentes foi transfundido e que a principal indicação foi o choque hemorrágico, tal como referido por *Okugbo et al* [73] na Nigéria. Metade dos doentes ventilados foram ventilados mecanicamente após entubação orotraqueal, tal como referido por *Chichom et al* [19] em Yaoundé, em 2003. De acordo com as sociedades científicas, a morfina, um opióide forte, é o analgésico de referência após um traumatismo torácico. No entanto, continua a ser financeiramente inacessível para muitos doentes no nosso contexto [19,65,67]. No nosso estudo, o tramadol (92,3%) foi o analgésico mais prescrito. Este facto pode ser explicado, por um lado, pelo seu baixo custo e disponibilidade nas nossas farmácias e, por outro lado, pela existência de combinações que podem aliviar a dor intensa.

A frequência da cinesiterapia de incentivo (28%) foi semelhante à registada por *Yena et al* [60] no Mali. A frequência de doentes que receberam proteção gástrica (57,8%) foi idêntica à relatada por *Ali et al* [67] na Nigéria.

VII.3.2 Evolução futura

Encontrámos uma duração mediana de hospitalização idêntica à relatada por *Anisuzzaman et al* [78] no Bangladesh. Esta mediana foi duas vezes mais baixa do que a relatada em várias séries africanas [58,65,67]. Este facto pode ser explicado pela presença na nossa amostra de um grande número de doentes com contusões tiorácicas simples, cujo internamento raramente ultrapassa um dia.

A frequência de complicações (26,3%) no nosso estudo foi semelhante à relatada em muitas publicações africanas recentes [64,65,72]. No entanto, foi duas vezes mais elevada do que a registada por *Chichom et al* [19] em Yaoundé, em 2003. Esta diferença pode dever-se ao facto de a mediana da pontuação de gravidade do doente (ISS) na nossa amostra ser dez pontos mais elevada do que na de *Chichom et al* [19]. A maior parte das séries efectuadas tanto no nosso contexto como no Ocidente também constatou que a síndrome de dificuldade respiratória aguda em adultos era a complicação mais frequente [18]. A natureza e a frequência das complicações após toracotomia (70%) foram idênticas às relatadas em muitas séries no nosso meio [19,65,67].

A taxa de mortalidade global (13,4%) foi metade da registada por *Massaga et al* [58] na Tanzânia e quase idêntica à encontrada em vários estudos ocidentais [13,46,52,71]. Esta proximidade dos números com as séries ocidentais sugere que a plataforma técnica pode ser menos importante no equilíbrio da mortalidade em comparação com a experiência das equipas.

VII.4. Pontos fortes e limitações do estudo

VII.4.1 Pontos fortes do estudo

- > Estudo em dois centros
- > Grande dimensão da amostra

VII.4.2 Dificuldades e limitações do estudo

As dificuldades e limitações deste ëtude ëtaient principalement ceux des ëtudes retrospectives portant sur les dossiers de patients notamment :

- > O sistema de arquivo não foi numërisë
- > Muitas vezes, os ficheiros não eram classificados ao nível do arquivo
- > Os ficheiros eram muitas vezes difíceis de utilizar devido ao seu estado.
- > As informações sobre traumas e antëcëdentes muitas vezes não eram dëtaillës.
- > Os registos de emergência mais antigos ë eram por vezes impossíveis de encontrar.

VIII-CONCLUSÃO

Os traumatismos torácicos afectam geralmente adultos jovens do sexo masculino. As vítimas apresentam-se geralmente na urgência com um traumatismo firme. Os acidentes de viação são a principal causa. A contusão pulmonar é a lesão mais frequente. O traumatismo torácico apresenta-se geralmente com lesões associadas. O traumatismo cranioencefálico é o principal local extra-torácico. A radiografia do tórax é quase sempre realizada e a ecografia raramente é utilizada. O tratamento conservador combinado com a drenagem torácica é a base do tratamento. A toracotomia é rara. É geralmente efectuada após um traumatismo penetrante. A abordagem póstero-lateral é predominante. A drenagem torácica é geralmente efectuada debaixo de água e é geralmente eficaz no tratamento de derrames pleurais grandes ou mistos. As complicações são frequentes, sendo a principal a síndrome de dificuldade respiratória aguda nos adultos. A maioria dos doentes passa menos de cinco dias no hospital. A taxa de mortalidade global é baixa e os doentes morrem geralmente após a toracotomia.

IX- RECOMENDAÇÕES

Apresentamos humildemente estas exigências.

> **Ao Ministério da Saúde Pública :**

- Equipar os serviços de urgência de todos os hospitais a partir do nível III com um kit gratuito para cuidados imediatos (analgésicos, equipamento de entubação, medicamentos para reanimação cardíaca, drenos pleurais).
- Dotar as unidades de cuidados intensivos de mais respiradores e garrafas de oxigénio.
- Estender o seguro de saúde universal, mesmo que parcialmente, aos doentes em situação de emergência vital absoluta.

> Aos **reitores das faculdades de medicina dos Camarões:**

Aumentar o número de horas dedicadas a aulas teóricas e práticas sobre as emergências mais comuns.

> Aos **diretores da CHUY e da CURY :**

- Informatização do arquivo dos dados dos doentes
- Organizar regularmente seminários práticos sobre os ABCDE

> Para **as equipas de cuidados:**

- Solicitar um ultrassom ëpleural em um paciente com suspeita de derrame pleural pós-traumático antes da drenagem pleural.
- O início das medidas de reanimação na admissão reduziria o número de toracotomias e de complicações.
- Aconselhar todos os doentes adultos sobre os perigos do excesso de velocidade.

> Para a **população em geral**:

- Respeitar as regras de segurança rodoviária porque os acidentes de viação podem ser muito graves.

fatal, nomeadamente em caso de traumatismo do tórax.

- Evitar conduzir um veículo sob o efeito do álcool

X- REFERÊNCIAS BIBLIOGRÁFICAS

1. Baker SP, O'Neill R, Karpf RS. The Injury Fact Book. Lexington, Mass: Lexington Books, 1984.

2. Butcher NE, D'Este C, Balogh ZJ. The quest for a universal definition of polytrauma: A trauma registry-based validation study. Jr Trau. Acute Care Surg, 2014, 77 (4): 620-3.

3. Karmy-Jones R, Jurkovich G. Trauma Torácico Contuso. Curr. Probl. Surg, 2004, 41:223-380.

4. Ciesla D, Moore E, Johnson J, Burch J, Cothren C, Sauaia A. The role of the lung in postinjury multiple organ failure, Surgery 2005, 138:749-58.

5. Murray JL, Lopez AD. A comprehensive assessment of mortality and disability from diseases, injuries, and risk factors in 1990 and projected to 2020. Har. School Pub. Hea (OMS), 1996.

6. Sauaia A, Moore F, Moore E, Moser K, Brennan R, Read R, et al. Epidemiology of trauma deaths: a reassessment. Jr Trau, 1995, 38:185-93.

7. McQueen KA, Hagberg C, McCunn M. The Global Trauma Burden and Anesthesia Needs in Low- and Middle-Income Countries. Am. Soc Anes, 2014, 78(6):16-19.

8. Nantulya VM, Reich MR. The neglected epidemic: road traffic injuries in developing countries. Br. Med. Jr, 2002, 324:1139-41.

9. Clark GC, Schecter WP, Trunkey DD. Variables affecting outcome in blunt chest trauma: Flail chest vs. pulmonary contusion. Jr Trau 1988; 28:298-304.

10. Organização Mundial de Saúde. Carga global da doença: atualização de 2004. 2008.

11. Chichom-Mefire A, Mbarga-Essim T, Monono EM, Ngowe M. Conformidade dos Hospitais Distritais na Região Centro dos Camarões com as Diretrizes da OMS/IATSIC para o Cuidado dos Feridos: Uma Análise Transversal. World Jr Surg, 2014, 38:2525-33.

12. Balock JB, Ochsner JL. Tratamento do trauma torácico. Surg. Clin. Nor. Am, 1996, 46(6):1513-24.

13. Kulshrestha P, Munshi I, Wait R. Profile of chest trauma in a level I trauma center. Jr Trau, 2004, 57:576-81.

14. Stewart MR, Rotondo FM, Henry SM, Drago M, Merrick C, Haskin DS et al. International Awg. Suporte avançado de vida no trauma (ATLS(R)): a nona edição. Jr. Trau. Ac. Ca. Su. 2013, 74:1363-6.

15. McGreevy J, Stevens KA, Monono EM, Mballa GA, Ngamby KM, Hyder AA et al. Lesões causadas por acidentes de viação em Yaoundë, Camarões: Um estudo piloto de vigilância de base hospitalar. Int. Jr. Care Inj, 2014, 45(2014):1687-92.

16. Waydhas C. Traumatismo torácico. Unfallchirurgie, 2000, 103:871-89.

17. Kesieme EB, Ocheli EF, Kesieme CN, Kaduru CP. Perfil do trauma torácico em dois hospitais universitários semi-urbanos na Nigéria. Prof. Med. Jr, 2011, 18(3):373-9.

18. Ludwig C, Koryllos A. Manejo do trauma torácico. Jr. Th. Dis. 2017; 9(3):172-7.

19. Chichom-Mefire A, Pagbe JJ, Fokou M, Ngimbous JF, Guifo ML, Bahebeck J. Análise da epidemiologia, das lesões, do tratamento e do resultado de 354 casos consecutivos de traumatismos contundentes e penetrantes do tórax em África. Sou. Afr. Jr Sci, 2010, 48(3):90-3.

20. Abenojo SA. Manejo do trauma torácico: uma revisão. West. Afr. Jr, 1993, 12(2):122-32.

21. Solagberu BA, Adekanye AO, Ofoebgu CP, Udofia US, Abdur-Rahman LO, Taiwo JO. Epidemiologia das mortes por trauma. West Afr. Jr Med 2003; 22(2):177-81.

22. Roberts KP, Weinhaus AJ. Anatomy of the Thoracic Wall, Pulmonary Cavities, and Mediastinum (Anatomia da Parede Torácica, Cavidades Pulmonares e Mediastino). Handbook of Cardiac Anatomy, Physiology, and Devices (Manual de Anatomia, Fisiologia e Dispositivos Cardíacos). Springer, Cham, 2015, p35-60.

23. Netter FK. Atlas de anatomia humana. Masson, 3ª ed, p180-8.

24. West JB. Fisiologia respiratória. 6ª edição. Paris, Maloine, 2003, p. 222.

25. Avaro JP, Bonnet PM. Manejo dos fermës traumatismos do tórax. Rev. Mal. Res. 2011; 28:152-63.

26. Jonsson A, Arvebo E, Schantz B. Variações da pressão intratorácica num manequim antropomórfico exposto a uma explosão de ar, impacto contundente e mísseis. Jr Trau, 1988, 28(1):125-31.

27. Haberer J. Biomëcanique des traumatismes fermës. In: Beydon, L, Carli, P e Riou. Arnette, Paris, 2000, p27-37.

28. Liden E, Berlin R, Janzon B, Schantz B, Seeman T. Some observations relating to behind- body armour blunt chest trauma caused by ballistic impact. Jr Trau, 1988, 28:145-8.

29. Michelet P, Couret D. Traumatismo torácico. Ann. Fr. Ane. Rëa., 2010.

30. Richardson JD, McElvein RB, Trinkle JK. Fratura da primeira costela: uma marca de trauma grave. Ann. Surg, 1975, 181(3):251-4.

31. Woodring JH, Fried AM, Hatfield DR, Stevens RK, Todd EP. Fracturas da primeira e segunda costelas: valor preditivo para lesão arterial e brônquica. Am. Jr. Ro. 1982; 138(2):211-5.

32. IBique P, Serre T, Cheynel N, Arnoux P, Thollon L, Behr M et al. Um estudo experimental em cadáveres para uma melhor compreensão da rutura traumática romba da aorta. Jr Trau, 2006, 61(3):586-91.

33. Von Garrel T, Ince A, Junge A, Schnabel M, Bahrs C. A fratura do esterno: análise radiográfica de 200 fracturas com especial referência a lesões concomitantes. Jr Trau, 2004, 57(4):837-44.

34. Rubikas R. Lesões diafragmáticas. Eur. Jr. Card. Surg, 2001, 20(1):53-7.

35. Miller KS, Sahn SA. Chest Tubes: indications, technique, management and complications. Chest, 1987, 91(2):258-64.

36. Eren S, Kantarci M, Okur A. Imaging of diaphragmatic rupture after trauma. Clin Rad, 2006, 61(6):467-77.

37. Zieleskiewicz L, Arbelot C, Hammad E, Brun C, Textoris J, Martin C et al. Ultrassom pulmonar: aplicações clínicas e perspectivas na unidade de terapia intensiva. Ann. Fr. An. Rea, 2012, 31(10):793-801.

38. Leone M, Albanese J, Rousseau S, Antonini F, Dubuc M, Alliez B et al. Pulmonary contusion in severe head trauma patients: impact on gas exchange and outcome. Chest, 2003, 124:2261-6.

39. Ngo-Nonga B, Jemea B, Mouafo TF, Kamgaing N, Bahebeck J, Sosso M. Viabilidade de um sistema de drenagem simples em crianças dos Camarões após toracotomia e decorticação para empiema torácico. Afr. Jr. Paed. Surg, 2012, 9(1):27-31.

40. Bertrand S, Cuny S, Petit P, Trosseille X, Page Y, Guillemot H et al. Traumatic rupture of thoracic aorta in real-world motor vehicle crashes. Traf. Inj. Prev, 2008, 9(2):153-61.

41. O'Conor CE. Diagnosticar a rutura traumática da aorta torácica no departamento de emergência. Emerg. Med. Jr, 2004, 21:414-9.

42. Wicky S, Capasso P, Meuli R, Fischer A, von Segesser L, Schnyder P. Aortografia por

TC em espiral: uma técnica eficaz para o diagnóstico de lesões traumáticas da aorta. Eur. Rad, 1998, 8:828-33.
43. Johnson SB. Lesão traqueobrônquica. Sem. Thor. Card. Surg. 2008; 20:52-7.
44. Asensio JA, Chahwan S, Forno W, MacKersie R, Wall M, Lake J et al. Penetrating esophageal injuries: multicenter study of the American Association for the Surgery of Trauma. Jr Trau, 2001, 50:289-96.
45. Young CA, Menias CO, Bhalla S, Prasad SR. Caraterísticas da TC de emergências esofágicas. Radiographics, 2008, 28:1541-53.
46. Freixinet GF, Rodriguez HH, Vallina PM, Balsalobre RM, Pedro Rodriguez Suarez PR. Diretrizes para o diagnóstico e tratamento do trauma torácico. Arch. Bronco, 2011, 47(1):41-9.
47. Rashid MA, Wikstrom T, Ortenwall P. Outcome of lung trauma. Eur. Jr Surg, 2000, 166(6):22-8.
48. Rapsang AG, Shyam DC. Sistemas de pontuação de gravidade em pacientes com traumas múltiplos. Cir. Esp. 2015; 93(4):213-21.
49. Ranieri VM, Rubenfeld GD, Thompson BT, Ferguson ND, Caldwell E, Fan E et al. Acute respiratory distress syndrome: the Berlin Definition. Jr. Am. Med. Asso, 2012, 307(23):2526-33.
50. Colégio de Professores de Neurologia. Comas não traumáticos. 2019.
51. Lociciero J, Kenneth LM. Epidemiologia do Trauma de Tórax. Surg. Clin. North. Am, 1989, 69(1):15-9.
52. Segers P, Van Schil P, Jorens P, Van Den Brandt F. Trauma torácico: uma análise de 187 pacientes. Ata. Chi. Belg. 2001, 101(6):277-82.
53. Getachew S, Ali E, Tayler-Smith K, Hedt-Gauthier B, Silkondhez W, Abebe A et al. O peso das lesões causadas pelo tráfego rodoviário num serviço de urgência em Adis Abeba, Etiópia. Pub. Act. Hea. 2016; 6(2):66-71.
54. Okonta KE, Ocheli EO. Traumatismo Cranioencefálico: perfil epidemiológico e determinante de mortalidade. Int. Surg. Jr, 2018, 5(5):1622-7.
55. Zoa O: Trauma do tórax em emergências de CHU (Resumo em tese), Faculte de Mëdecine et des Sciences Biomedicales de Yaounde, 2018.
56. Kasiulevicius V, Sapoka V, Filipaviciute R. Cálculo da dimensão da amostra em estudos epidemiológicos. Gerontologija, 2006, 7(4):225-31.
57. Vermeulen B, Konstantinidis P. Traumatismo torácico simples a priori: de que é que se deve desconfiar? Rev. Med. Suisse, 2005, 1:1910-3.
58. Massaga FA, Mchembe M. The Pattern and Management of Chest trauma at Muhimbili National Hospital, Dares Salaam. East. Afr. Jr Med, 2010, 15(1):124-9.
59. Tomta K, Ouedraogo N, Ouro-Bangna F, Songne B. Les traumatismes du thorax :aspects epidemiologiques, cliniques et therapeutiques de 320 cas colliges au CHU de Tokoin. Afr. Jr On, 2005, 7(2).
60. Yena S, Sanogo ZZ, Sangare DD, Keita AD, Coulibaly Y, Ouattara M et al. Les traumatismes thoraciques a l'hopital du point " G ". Mali Med, 2006, 31(1):43-48.
61. Ziegler DW, Agarwal NN. The morbidity and mortality of rib fractures. Jr Trau, 1994, 37:975-9.
62. Doffonsou RA, Nkodia C. Perspectivas económicas africanas de 2018. Grupo do Banco Africano de Desenvolvimento, 2019.
63. Sanidas E, Kafetzakis A, Valassiadou K, Kassotakis G, Mihalakis J, Drositis J et al.

Management of simple thoracic injuries at a Level I trauma centre: can primary health care system take over? Int. Care Inj, 2000, 31(2000):669-75.
64. Banco Mundial. A mortalidade causada por acidentes de viação é estimada em mortes por acidentes de viação por 100 000 habitantes. 2020.
65. Ogunrombi AB, Onakpoya UU, Ekrikpo U, Adesunkanmi AK, Adejare IE. The Pattern and Outcome of Chest Injuries in South West Nigeria (O padrão e o resultado das lesões torácicas no sudoeste da Nigéria). An. Afr. Surg, 2012, 9(2):78-83.
66. Yabre N, Binyom P, Zare C, Belemliliga LH, Kc'ita N, Sanon G et al. Prise en charge des traumatismes ballistiques du thorax: Un challenge pour une ëquipe chirurgicale de rëfërence de Bobo-Dioulasso. Cahiers CBRSI, Biblio. Nat. Бёши, 2020, 4(18):40-52.
67. Ali N, Gali M. Pattern and Management of Chest injuries in Maiduguri, Nigéria. An. Afr. Med, 2004, 3(4):181-4.
68. Lema MK, Chalya PL, Mabula JB, Mahalu W. Padrão e resultado de lesões torácicas no Centro Médico Bugando no Noroeste da Tanzânia. Jr. Cardiothor. Surg, 2011, 6:1-7.
69. Emircan S, Ozgug H, Akkose As, Ozdemir F, Koksal O, Bulut M. Factores que afectam a mortalidade em doentes com traumatismo torácico. Turkish. Jr. Tr. Em. Surg. 2011, 17 (4):329-33.
70. Adegboye VO, Ladipo JK, Brimmo IA, Adebo AO. Lesões torácicas penetrantes na prática civil. Afr. Jr. Med. Sci. 2001; 30(4): 327-31.
71. Demirrhan R, Onan B, Oz K, Halezeroglu S. Análise exaustiva de 4205 pacientes com traumatismo torácico: uma experiência de 10 anos. Int. Cardiovasc. Thor. Surg. 2009; 9:450-3.
72. Boucchab W, Finech B. Traumatismo torácico (tese), НкиИё de Mëdecine et de Pharmacie de Marrakech, 2009.
73. Okugbo SU, Okoro E, Irhibogbe PE. Trauma torácico num Centro Regional de Trauma. Jr. West. Afr. Coll. Surg, 2012, 2(2): 74-84.
74. Nordberg E. Injuries as a public health problem in sub-Saharan Africa: epidemiology and prospects for control (As lesões como um problema de saúde pública na África Subsariana: epidemiologia e perspectivas de controlo). Ea. Afr. Med. Jr, 2000, 77:1-43.
75. Veysi T, Vassiolis S, Paliobeis NC, Nicolas Efstathopoulos N, Peter Giannoudis P. Prevalence of chest trauma, associated injuries and mortality: a level I trauma centre experience. Int. Ortho, 2009, 33:1425-33.
76. McEwan K, Thompson P. Ultrasound to detect haemothorax after chest injury. Emerg. Med. Jr, 2007, 24(8): 581-2.
77. Seamon MJ, Haut ER, Van Arendonk K, Barbosa RR, Chiu WC et al. An evidence-based approach to patient selection for emergency department thoracotomy: A practice management guideline from the Eastern association for the surgery of trauma. Jr. Trau. Care Surg, 2015, 79(1):159-73.
78. Anisuzzaman, Hosain SN, Reza M, Kibria G, Ferdous S. Gestão do Trauma Torácico na Perspetiva do Bangladesh: Experiência de uma Década. Cardiovasc. Jr, 2019, 12(1): 3-8.

XI-ANEXOS

Apêndice 1: Clareza ética

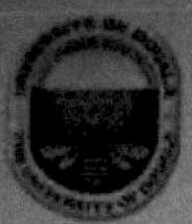

REPUBLIQUE DU CAMEROUN
Paix - Travail- Patrie
•
UNIVERSITE DE DOUALA

REPUBLIC OF CAMEROON
Peace - Work- Fatherland
•
UNIVERSITY OF DOUALA

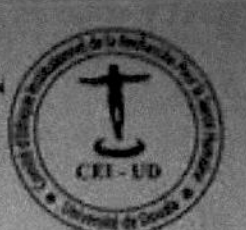

INSTITUTIONAL ETHICS COMMITTEE FOR RESEARCH ON HUMAN HEALTH

N° 2883 CEI-UDo/07/2021/T

Douala, le 21 Juillet 2021

CLAIRANCE ÉTHIQUE

Le Comité d'Ethique Institutionnel de la Recherche pour la Santé Humaine de l'Université de Douala (CEI-UDo) en sa session du 21 Juillet 2021, a examiné le projet de recherche intitulé **«Prise en charge des traumatismes thoraciques de 2016 à 2020: cas du Centre Hospitalier et Universitaire de Yaoundé et du Centre des Urgences de Yaoundé»** soumis par **MBOUNA MASSIN Stéphane Fargeon,** tenant lieu de Thèse à l'Institut Supérieur de Technologie Médicale (ISTM).

Le présent projet de recherche est d'un intérêt scientifique certain et ne présente aucun risque pour le participant. Les objectifs et la méthodologie de l'étude sont clairement décrits. Le principe de confidentialité des données est respecté. Les compétences requises pour la supervision des travaux de recherche sont présentes.

Au vu de ce qui précède, le CEI-UDo approuve pour une durée d'un an, la mise en œuvre de la présente version du protocole.

MBOUNA MASSIN Stéphane Fargeon est responsable du respect scrupuleux du protocole et ne devrait y apporter aucun amendement aussi mineur soit-il, sans avis favorable du CEI-UDo. Les investigateurs sont tenus de collaborer avec le CEI-UDo pour le suivi des aspects éthiques du protocole approuvé. Le rapport final du projet de recherche devra être déposé au CEI-UDo pour archivage.

La présente clairance éthique est délivrée pour servir et valoir ce que de droit. Elle peut être annulée en cas de non-respect de la réglementation en vigueur et des recommandations sus-mentionnées.

Ampliations
- MINSANTE

LE PRESIDENT

Pr Léopold Gustave LEHMAN

NB : Il n'est délivré qu'un seul exemplaire de la clairance éthique.

N° 0977/Minsante/SESP/SG/DROS of April 16, 2012
Campus de Logbessou, 3è étage du bloc pédagogique de la FMSP.
Tel. : (237) 680.35.98.35 / 695.39.35.50 / B.P. : 2701 Douala - Cameroun / e-mail : cei@univ-douala.com

<u>Apêndice 3:</u> Autorização de investigação Centre Hospitalier et Universitaire de Yaounde (CHUY)

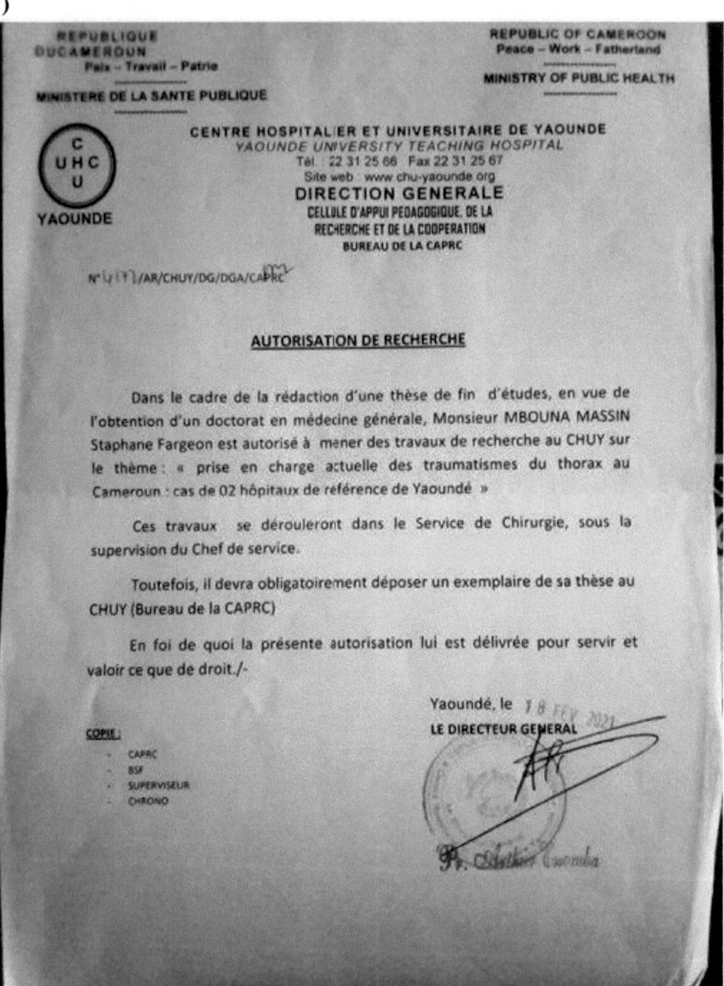

REPUBLIQUE DU CAMEROUN
Paix – Travail – Patrie

MINISTERE DE LA SANTE PUBLIQUE

REPUBLIC OF CAMEROON
Peace – Work – Fatherland

MINISTRY OF PUBLIC HEALTH

CHUY
YAOUNDE

CENTRE HOSPITALIER ET UNIVERSITAIRE DE YAOUNDE
YAOUNDE UNIVERSITY TEACHING HOSPITAL
Tél : 22 31 25 66 Fax 22 31 25 67
Site web : www.chu-yaounde.org
DIRECTION GENERALE
CELLULE D'APPUI PEDAGOGIQUE, DE LA RECHERCHE ET DE LA COOPERATION
BUREAU DE LA CAPRC

N° 417 /AR/CHUY/DG/DGA/CAPRC

<u>AUTORISATION DE RECHERCHE</u>

Dans le cadre de la rédaction d'une thèse de fin d'études, en vue de l'obtention d'un doctorat en médecine générale, Monsieur MBOUNA MASSIN Staphane Fargeon est autorisé à mener des travaux de recherche au CHUY sur le thème : « prise en charge actuelle des traumatismes du thorax au Cameroun : cas de 02 hôpitaux de référence de Yaoundé »

Ces travaux se dérouleront dans le Service de Chirurgie, sous la supervision du Chef de service.

Toutefois, il devra obligatoirement déposer un exemplaire de sa thèse au CHUY (Bureau de la CAPRC)

En foi de quoi la présente autorisation lui est délivrée pour servir et valoir ce que de droit./-

Yaoundé, le 18 FEV 2021

LE DIRECTEUR GENERAL

<u>COPIE :</u>
- CAPRC
- BSF
- SUPERVISEUR
- CHRONO

Apêndice 3: Autorização de investigação Centro de Emergência de Yaoundé (CURY)

RÉPUBLIQUE DU CAMEROUN
Paix-Travail-Patrie
MINISTÈRE DE LA SANTÉ PUBLIQUE
SECRÉTARIAT GÉNÉRAL
CENTRE DES URGENCES DE YAOUNDÉ

CURY
Centre des Urgences de Yaoundé

REPUBLIC OF CAMEROON
Peace-Work-Fatherland
MINISTRY OF PUBLIC HEALTH
SECRETARIAT GENERAL
YAOUNDE EMERGENCY CENTER

BP : 3911
E-mail : cury_minsante@Yahoo.fr
Tél : 222 22 25 25/222 22 25 24/222 22 25 22
N° [illegible] /A/MINSANTE/SG/DCURY

Yaoundé, le 31 MARS 2021

AUTORISATION DE RECRUTEMENT

Je soussigné **Dr Louis Joss BITANG à MAFOK**, Directeur du Centre des Urgences de Yaoundé,

Autorise, **Monsieur MBOUNA MASSIN Stéphane Fargeon, Résident de chirurgie général**, étudiant de 7ème année à l'Institut supérieur de technologie médicale de Nkolodom-Yaoundé, de mener un recrutement des malades dans notre Institution Hospitalière pour son mémoire placé sous le thème «*prise en charge actuelle des traumatismes du thorax au Cameroun : cas du Centre Hospitalier et Universitaire de Yaoundé et du Centre des Urgences De Yaoundé*», sous la supervision du Dr BITANG à MAFOK Louis Joss.

En foi de quoi la présente autorisation lui est délivrée pour servir et faire valoir ce que de droit./-

Le Directeur

Dr. Louis Joss BITANG à MAFOK
Chirurgien
Directeur du Centre des Urgences de Yaoundé (CURY)

Apêndice 4: Ficha de dados

N°	Questão	Código do ano	Resposta
SECÇÃO I: CARACTERÍSTICAS SOCIODEMOGRÁFICAS			
S1Q1	**Idade (em anos)**		
S1Q2	**Género**	1=Masculino2=Feminino	
S1Q3	**Profissão**		
S1Q4	**Doente com seguro?**	1=Sim2=Não	
S1Q5	**Nível de educação**	1=Nunca frequentou2=Primário 3=Secundário4=Universidade	
S1Q6	**Local do incidente**		
SECÇÃO II: DADOS ANAMNÉSICOS			
S2Q1	**Referência do doente ?**	1=Sim2=Não	
S2Q2	**Tempo de chegada do incidente (hr)**		
S2Q3	**Meios de transporte**	1=Mëdicalisë2=Não mëdicalisë	
S2Q4	**Causa do traumatismo**	1=Acidente de viação 2=Queda3=Agressão/motim 4=Tentativa de suicídio 5=Outro	
S2Q5	**Se outro, especificar**		
S2Q6	**Que tipo de acidente de viação?**	1=Vëveículo-Piëton 2=Vë veículo-Vë veículo 3 Veículo único	
S2Q7	**Se o veículo for um pietão, o paciente é**	1=Motorista 2=Passageiro 3=Pieton	
S2Q8	**Se for de veículo para veículo, o doente**	1=Motorista 2=Passageiro	
S2Q9	**Mecanismo da lesão**	1=Aceitar-deceitar 2=Compressão 3=Arma branca 4= Arma de fogo 5=Inalação de corpos estranhos 6=Outros	
S2Q10	**Se outro, especificar**		
S2Q11	**Se for uma faca, de que tipo?**		
S2Q12	**Se corpo estranho, qual a sua natureza?**		
S2Q13	**Comorbilidade**	1=Sim2=Não	
Se sim, quais?			
S2Q14	**Diabetes**	1=Sim2=Não	
S2Q15	**Insuficiência respiratória crónica**	1=Sim2=Não	
S2Q16	**Fumar**	1=Sim2=Não	
S2Q17	**Doença renal crónica**	1=Sim2=Não	

S2T18	**Insuficiência hepatocelular**	1=Sim2=Não	
S2Q19	**Insuficiência cardíaca**	1=Sim2=Não	
S2Q20	**Gravidez**	1=Sim2=Não	
S2Q21	**Se outro, especificar**		
SECÇÃO III: DADOS CLÍNICOS			
A: Saldo primário			
S3Q1	**Estado da EVA**	1=Livre2 Obstruído	
S3Q2	**Frequência de resposta (cpm)**		
S3Q3	**Frequência cardíaca (bpm)**		
S3Q4	**PA sistólica (mmHg)**		
S3Q5	**Pontuação de Glasgow**		
S3Q6	**SpO2 (%)**		
S3Q7	**Pontuação de trauma revista**		
B: Avaliação da lesão			
S3Q8	**Lesão torácica**	1=LCsion unique2=LCsion múltiplo	
S3Q9	**Natureza da(s) lesão(ões) suspeita(s)**	1=Pneumotórax 2=Hmotórax 3=Laceração torácica 4=Contusão torácica 5=Emfisema s/c 6=Fratura da raiz 7=Flap costal 8=Contusão pulmonar 9=Fratura do esterno 10=Rutura do diafragma 11=Lesão brônquica 12=Lesão traqueal 13=Rutura da aorta 14=Lesão cardíaca 15=Lesão do esófago 16=Outro	
S3Q10	**Se outro, especificar**		
S3Q11	**Tipo de traumatismo**	1=FermC 2=PCnCtrant	
S3Q12	**Lesões associadas**	1=Sim2=Não	
Em caso afirmativo, especificar o número, o local da(s) lesão(ões) associada(s) e a pontuação ISS			
S3Q13	**Número**		
S3Q14	**Sítio(s)**	1=Cranioencefálico2=Face 3=Joelho4=Abdómen 5=Ráquis 6=Membro superior 7=Membro inferior 8=Superficial	
S3Q15	**Pontuação do ISS**		
SECÇÃO IV: DADOS PARACLÍNICOS			
A: Avaliação morfológica			
S4Q1	**Radiografia do tórax**	1=Sim2=Não	
S4Q2	**Sioui , Lesão(ões) retrouvé(s)**	*Utilizar os códigos de lesão acima*	
S4Q9	**Exame do tórax**	1=Sim2=Não	
S4Q10	**Sioui , Lesão(ões)**	*Utilizar os códigos de lesão acima*	

	retrouvé(s)		
S4Q13	Ultrassom torácico	1=Sim2=Não	
S4Q14	Sioui , Lesão(ões) retrouvé(s)	*Utilizar os códigos de lesão acima*	
S4Q15	Se outro, especificar		
S4Q16	Efectuado em modo FAST	1=Sim2=Não	
S4Q17	Broncoscopia	1=Sim2=Não	
B: Ensaios biológicos			
S4T18	NFS	1=Sim2=Não	
S4Q20	Creatininemia	1=Sim2=Não	
SECÇÃO V: DOAÇÃOINES TERAPÊUTICOS			
S5Q1	Tempo para iniciar o tratamento específico das lesões (hr)		
A: Reanimação			
S5Q2	Enchimento	1=Sim2=Não	
S5Q3	Ventilação	1=Sim2=Não	
S5Q4	Se sim, modo de ventilação	1=Não invasivo2=Invasivo	
S5Q5	Se se tratar de ventilação não invasiva, tipo de interface	1=Máscara para o nariz 2=Máscara facial 3=Capacete 4=Óculos de proteção 5=Bola	
S5Q6	Siventilação , modo intubação	1 Orotraclieale 2 Traclic'otomie	
S5Q7	Oxigenoterapia	1=Sim2=Não	
S5Q8	SiOxigenoterapia , duração ?		
S5Q9	Massagem cardíaca externa	1=Sim2=Não	
S5Q10	Vasopressores	1=Sim2=Não	
S5Q11	Tónicos para o coração	1=Sim2=Não	
S5Q12	Transfusão de sangue	1=Sim2=Não	
B: Alívio da dor e corticosteróides			
S5Q13	Analgésicos utilizados em início do PEC	1=Paracetamol2=Nefopam 3=NSAIDs 4=Tramadol 5=Morfina 6=Outro	
S5Q18	Corticoterapia	1=Sim2=Não	
C: Profilaxia			
S5Q20	Profilaxia antibiótica, feita?	1=Sim2=Não	
S5Q21	Em caso afirmativo, qual TBA?	1=C3G2=Peni A 3=Quinolona 4=Macrólido 5=Antianaeróbios 6=Aminosídeo 7=Glicopép 8= Peni M	
S5Q22	Proteção do gás	1=Sim2=Não	
D : Cinesiterapia respiratória			

S5Q23	**Já está?**	1=Sim2=Não	
S5Q24	**Em caso afirmativo, data de início da atividade**		
E: Tratamento específico das lesões torácicas			
S5Q25	**Curador**	1=Sim2=Não	
S5Q26	**Cirúrgico**	1=Sim2=Não	
S5Q27	**Tipo de cirurgia**	1=Toracotomia 2=Osteossíntese 3=Outra	
S5Q28	**Se outro, qual?**		
S5Q29	**Se for toracotomia, qual a abordagem**	1=Pósterior 2=Anterior 3=Esternotomia mëdiana 4=Casquilho 5=Semi-casquilho 6=Não documentado	
S5Q30	**Em caso de cirurgia, método de anestesia**	1=Local 2=Locoregional 3=Gënëral	
S5Q31	**Drenagem do tórax**	1=Sim2=Não	
S5Q32	**Se for drenagem, tipo de drenagem**	1=Subaquático2=Aspiratório	
S5Q33	**Se DT, duração antes da ablação**		
S5Q34	**Exsuflação**	1=Sim2=Não	
SECÇÃO VI: EVOLUÇÃO E PROGNÓSTICO			
S6Q1	**Duração da estadia**		
S6Q2	**Complicação**	1=Sim2=Não	
S6Q3	**Se sim, qual?**		
S6Q4	**Em caso afirmativo, quc tratamento?**		
S6Q5	**Sobrevivência no final de 1 hospi?**	1=Sim2=Não	

Apêndice 5: Formulário de consentimento informado

Apêndice 5.1: Formulário de consentimento informado (em francês)

FORMULÁRIO DE CONSENTIMENTO INFORMADO

Tema: Gestão do trauma torácico nos Camarões: o caso do Centro Hospitalar Universitário de Yaoundë (CHUY) e do Centro de Emergência de Yaoundë (CURY).

Eu, abaixo assinado, Sr./Sra., aceito e concordo livremente em

Participar voluntariamente no estudo de investigação intitulado "Gestão do traumatismo torácico de 2016 a 2020: Caso do Centro Hospitalar Universitário de Yaoundë (CHUY) e do Centro de Urgências de Yaoundë (CURY)", cujo investigador principal é Mbouna Massin Stephane Fargeon, nas condições prëcisëes na ficha de informação. Compreendi perfeitamente a ficha de informação que me foi dada sobre este estudo ou então a ficha de informação relativa a este estudo foi-me lida e explicada. Recebi todas as respostas às perguntas que fiz. Os benefícios foram-me apresentados e explicados. O investigador deixou claro que a minha participação é gratuita e que tenho o direito de me retirar do estudo em qualquer altura. Dou o meu consentimento para que os dados recolhidos durante este estudo sejam utilizados em estudos posteriores ou em publicações científicas.

Feito em On

Assinatura

Apêndice 5.2: Formulário de consentimento informado (versão inglesa)

FORMULÁRIO DE CONSENTIMENTO

Tema: Gestão atual do trauma torácico nos Camarões: Caso do Hospital Universitário e Centro de Emergência de Yaoundë.

Eu posso assinar Sr., Sra., Miss livremente e consinto voluntariamente na participação ativa do meu filho(a) no estudo de investigação intitulado "Gestão dos traumatismos torácicos de 2016 a 2020: Caso do Hospital Universitário e do Centro de Urgências de Yaoundë", tendo como investigador principal Mbouna Massin Stephane Fargeon, de acordo com as condições precisas da ficha de informação. Compreendi a nota informativa que me foi entregue relativa a este estudo ou li e expliquei a ficha informativa relativa a este estudo. Recebi todas as respostas às minhas perguntas. Os benefícios foram apresentados e explicados. O investigador Stephane MBOUNA precisou a minha participação livre e tenho o direito exclusivo de me retirar deste estudo a qualquer momento. Dou o meu consentimento para que os dados recolhidos durante este estudo sejam utilizados para estudos posteriores ou publicações científicas.

Feito em

Assinatura

Anexo 6: Folheto informativo

Anexo 6.1: Folheto informativo (versão francesa)

FICHA DE INFORMAÇÃO

Caro Senhor ou Senhora.

eEu sou Mbouna Massin Stephane Fargeon, ëtudiant en 7 aппëe de mëdecine a l'Institut Supërieur de Technologie Mëdicale. Como parte da minha tese de doutoramento em mëdecine, estou a realizar um ëtude sobre a "Prise en charge des traumatismes thoraciques de 2016 a 2020: Cas du Centre Hospitalier et Universitaire de Yaoundë (CHUY) et du Centre des Urgences de Yaoundë (CURY)". Trata-se de um ëlиc!e cujo objetivo é descrever as modalidades de tratamento dos traumatismos torácicos no Centro Hospitalar e Universitário de Yaoundé (CHUY) e no Centro de Urgências de Yaoundé (CURY) nos últimos cinco anos. Os traumatismos torácicos matam mais de 5,5 milhões de pessoas por ano, com quase 16 000 mortes por dia em todo o mundo, 91% das quais ocorrem em África. No entanto, foram publicados poucos estudos sobre o assunto nos Camarões. Ao participar neste estudo, permitir-nos-á realizar um estudo que poderá contribuir para a elaboração de recomendações nacionais sobre a gestão dos traumatismos torácicos. A sua participação não tem qualquer custo, é "**totalmente gratuita**".

As informações obtidas serão estritamente confidenciais e utilizadas exclusivamente para fins científicos. Os resultados serão comunicados à equipa médica, uma vez que não substituímos a equipa de tratamento. Obrigado pela vossa compreensão.

Se tiver alguma dúvida sobre o estudo, contacte-nos através dos números abaixo indicados:

Investigador principal: Stephane MBOUNA: 690592785

Supervisores do estudo: Pr NGO NONGA Bernadette; Drs. BWELLE Georges e BITANG A MAFOK Louis.

Anexo 6.2: Folheto informativo (versão inglesa)

FICHA DE INFORMAÇÃO

Senhor, Senhora.

Chamo-me Mbouna Massin Stephane Fargeon e sou estudante do 7º ano de medicina no Instituto Superior de Tecnologia Médica. Como parte da minha tese de doutoramento em medicina, estou a realizar um estudo sobre "Gestão do trauma torácico nos Camarões: Caso do Hospital e Centro Universitário de Yaoundë (CHUY) e do Centro de Emergência de Yaoundë (CURY)". Trata-se de um estudo cujo objetivo é descrever as modalidades de gestão dos traumatismos do tórax no Hospital Universitário de Yaoundë (CHUY) e no Centro de Urgência de Yaoundë (CURY) nos últimos cinco anos. . Na verdade, o trauma torácico mata mais de 5,5 milhões de pessoas por ano, com quase 16.000 mortes por dia em todo o mundo, das quais 91% dessas mortes ocorrem em África. No entanto, praticamente não existem estudos publicados sobre o assunto nos Camarões. Ao participar neste estudo, permitir-nos-á realizar um estudo que poderá ajudar a desenvolver recomendações nacionais para a gestão dos traumatismos torácicos. A sua participação não implica quaisquer custos para si, é "completamente gratuita".

As informações obtidas serão estritamente confidenciais e utilizadas exclusivamente para fins científicos. Os resultados serão comunicados à equipa médica, uma vez que não substituímos a equipa de tratamento. Obrigado pela vossa compreensão.

Se tiver alguma dúvida sobre o estudo, pode contactar-nos através dos números abaixo indicados:

Investigador principal: Stephane MBOUNA: 690592785

Supervisores do estudo: Prof. NGO NONGA Bernadette; Drs. BWELLE Georges e BITANG A MAFOK Louis.

Apêndice 7: Calendário de actividades

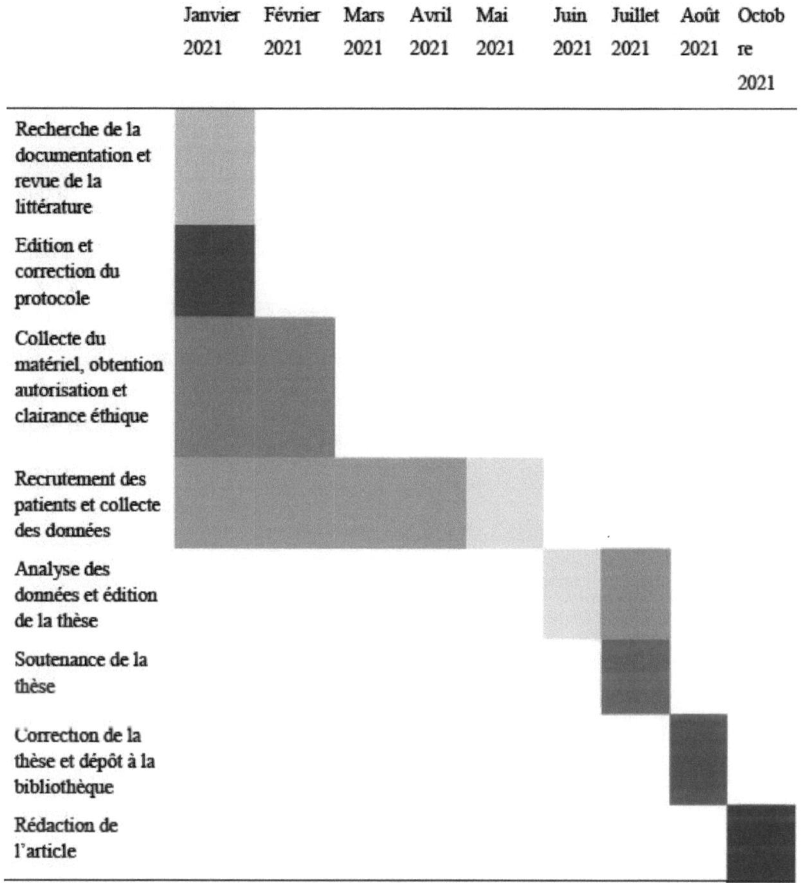

Pesquisa e revisão da literatura Edição e correção de protocolos Recolha de material, autorização e autorização ética Recrutamento de doentes e recolha de dados Análise de dados e edição da tese Defesa da tese Correção da tese e depósito na biblioteca Redação de artigos

Apêndice 8: Elaboração do orçamento

Actividades	Objeto	Custo		
		Preço unitário (FCFA)	Quantidade	Preço total (FCFA)
Edição de protocolos	Documentação	5.000	1	10.000
	Introduzir e imprimir	5.000	8	40.000
Realização de trabalhos e recolha de dados	Dados técnicos	100	200	20.000
	Registos	3.000	3	9.000
	Autorizações de investigação	10. 000	2	20 000
	Materiais didácticos	/	/	5.000
Análise de dados	O trabalho do estatístico	50 000	1	50 000
Edição da tese	Introduzir e imprimir os dados	5.000	10	50 000
Diversos	Despesas mensais de Internet	5000	6	30.000
	Custos de transporte	12.000	6	72.000
Imprevistos	Imprevistos	50.000	/	50.000
TOTAL (FCFA)	/	/	/	356.000
Fontes de financiamento : A família				

<u>Apêndice 10:</u> Pontuações de gravidade para politraumatizados (RTS, AIS e ISS)

Tabela I: ***Escore de Trauma Revisado (RTS) [50].***

RTS (Revised trauma score)

Signs	0	1	2	3	4
Consciousness (Glasgow coma scale)	3	4-5	6-8	9-12	13-15
Systolic blood pressure	0	1-49	50-75	76-89	>89
Respiration rate	0	1-5	6-9	>29	10-29

RTS = 0,9368 (GCS) + 0,7326 (BPs) + 0,2908 (RR)

Minimal score = 0, corresponds to the survival rate = 2,7%.
Maximal score = 7,8408, corresponds to the survival rate = 99%.
The injured patients with the score less than 4 might be transported immediately with the red marking.

The Injury Severity Score ISS is a medical score that used to assess trauma severity and is calculated as follow

1. Read the Abbreviate Injury Scale AIS for six body region i.e. read the AIS from the key board for the "Head ,Face ,Chest, abdomen, extremities and external"
2. Find maximum three AIS
3. Square their value
4. Add them to get ISS

NOTE: AIS rang (0-5) and ISS Should be (0-75)

Write a MATLAB program that used to calculate and display the value of ISS with appropriate message as shown in ISS table below. <u>"Your program should contain at least two user define functions."</u>

ISS calculation Example		
Region	AIS	Max Three Square
Head	0	0
Face	0	0
Chest	4	16
Abdomen	0	0
Extremities	3	9
External	1	1
ISS=16+9+1=26 "Severe"		

ISS Table	
1-8	Minor
9-15	Moderate
16-24	Serious
25-49	Severe
50-74	Critical
75	Maximum

Figura 19: Pontuações AIS e ISS

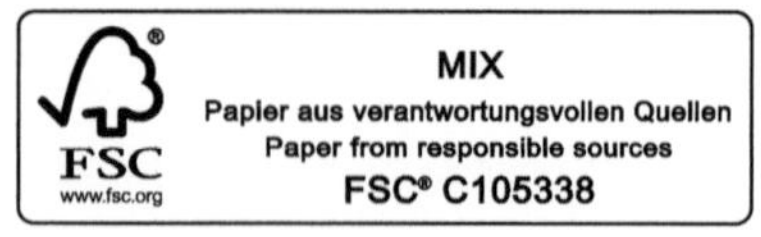

Printed by Books on Demand GmbH, Norderstedt / Germany